S'entraîner aux cas concrets en psychiatrie

CHEZ LE MÊME ÉDITEUR

Du même auteur

L'ACCRÉDITATION, BOÎTE À OUTILS DU CADRE INFIRMIER, par H. BRIZON. *Collection Encadrer à l'hôpital.* 2000, 128 pages.

Dans la même collection

S'ENTRAÎNER AUX CAS CONCRETS EN GASTRO-ENTÉROLOGIE, par H. BRIZON. 2000, 96 pages.

S'ENTRAÎNER AUX CAS CONCRETS EN NEUROLOGIE, par C. BRIZON. À paraître, 96 pages.

S'ENTRAÎNER AUX CAS CONCRETS EN CARDIOLOGIE, par A. MAGE. À paraître, 96 pages.

S'ENTRAÎNER AUX CAS CONCRETS EN ENDOCRINOLOGIE-DIABÉTOLOGIE, par B. MAYNAUD. À paraître, 96 pages.

Autres ouvrages

DIPLÔME D'ÉTAT D'INFIRMIER 2000. Sujets et corrigés. Cas concrets, par le CEFIEC. *Collection Accès DEI.* 2000, 288 pages.

Et toutes les annales du DE infirmier des années précédentes : sujets et corrigés, par le CEFIEC.

S'ENTRAÎNER À L'ÉLABORATION ET À LA GESTION DU PROJET PROFESSIONNEL, par C. EYMARD-SIMONIAN. *Collection Déclic DEI + Prépa IFCS.* 1999, 2e édition, 96 pages.

S'ENTRAÎNER AU CALCUL DE DOSES ET DE DÉBITS MÉDICAMENTEUX, par D. RISPAIL, A. VIAUX. *Collection Déclic DEI.* 1999, 136 pages.

S'ENTRAÎNER AU CONCOURS D'ENTRÉE EN INSTITUT DE FORMATION DES CADRES DE SANTÉ, par P. LHEZ, P. ROGER. *Collection Déclic.* 1999, 144 pages.

CONCOURS D'ENTRÉE EN INSTITUT DE FORMATION DES CADRES DE SANTÉ. Épreuve écrite, sujets commentés, par le CEFIEC. *Collection Accès.* 1998, 160 pages.

CONCOURS D'ENTRÉE IFCS, par J.-L. GÉRARD, A.-B. PLAZANET. *Collection Guide Prépa.* 2000, 3e édition, 352 pages.

DIAGNOSTICS INFIRMIERS, INTERVENTIONS ET RÉSULTATS, par A. PASCAL, É. FRÉCON VALENTIN. *Collection Démarche soignante.* 2000, 2e édition, 624 pages.

DIAGNOSTICS INFIRMIERS 1999-2000. Définitions et classification, par l'ANADI. Traduction française par l'AFEDI et l'ANADIM. *Collection Démarche soignante.* 2000, 392 pages.

CLASSIFICATION DES INTERVENTIONS DE SOINS INFIRMIERS CISI • NIC, sous la direction de J.C. MCCLOSKEY, G.M. BULECHEK, Iowa Interventions Project. Traduction française par C. DEBOUT. *Collection Démarche soignante.* 2000, 800 pages.

CLASSIFICATION DES RÉSULTATS DE SOINS INFIRMIERS CRSI • NOC, sous la direction de M. JOHNSON, M. MAAS, Iowa Outcomes Project. Traduction française par l'AFEDI et l'ANFIIDE. *Collection Démarche soignante.* 1999, 416 pages.

DICTIONNAIRE MÉDICAL DE L'INFIRMIÈRE, par J. QUEVAUVILLIERS, L. PERLEMUTER et collaborateurs. 1997, 5e édition revue et corrigée, 1 104 pages.

Cas concrets infirmiers

S'entraîner aux cas concrets en psychiatrie

Hervé Brizon

MASSON

Maquette intérieure : Favre & Lhaïk.

ISBN 2-225- 83179-3

AVANT-PROPOS

Au terme de trois années de formation en soins infirmiers, l'étudiant(e) en IFSI se présente au diplôme d'État infirmier (DEI) afin de devenir professionnel(le) infirmier(e).

L'arrêté du 30 mars 1992[1] définit les conditions d'admission à ce diplôme : « est déclaré(e) reçu(e) au DEI, le(la) candidat(e) ayant obtenu, sans note éliminatoire, un total de 120 sur 240 points :

- aux deux épreuves de DEI :
  - épreuve écrite et anonyme sur 60 points ;
  - épreuve de mise en situation professionnelle ;
- au contrôle continu réalisé au cours de la 3e année sur 120 points. »

L'épreuve écrite s'organise ainsi :

- durée : 4 heures ;
- copie : anonyme ;
- deux sujets au choix (sur proposition des IFSI et choisis par le président du jury) proposant un ou plusieurs cas concrets et impliquant que le candidat maîtrise les connaissances relatives aux modules infirmiers ;
- une double correction : un surveillant participant à la formation des étudiant(e)s et un médecin participant à l'enseignement ;
- une notation sur 60 ;
- une note éliminatoire : inférieure à 21 sur 60.

Le sujet posé est constitué de deux grandes familles de questions :

- des questions de mémorisation-compréhension qui font appel au savoir acquis par l'étudiant(e) tout au long de ses études ;
- des questions d'analyse et de synthèse où il doit, à travers un cas concret, décrire tout ou partie d'une démarche de soins infirmiers.

L'étudiant(e) qui désire se préparer au mieux à l'épreuve écrite du DEI est confronté(e) à la grande diversité de présentations des cas concrets qui varient en fonction des IFSI et des rédacteurs.

C'est pourquoi, dans un esprit novateur et pratique, la collection des *Cas concrets infirmiers* dirigée par Hervé Brizon – cadre de santé, longtemps formateur en IFSI – propose un guide de réflexion et de rédaction afin de donner à l'étudiant(e) les moyens de s'adapter à l'examen, quel que soit le mode de présentation des épreuves. Ainsi l'étudiant(e) acquiert une vraie méthode de travail face aux cas concrets et dispose d'astuces pour repérer et déjouer les difficultés.

Chaque ouvrage étant consacré à un seul module, l'étudiant(e) s'entraîne, révise et s'auto-évalue en fonction des modules qui lui posent problème pour le DEI ou sur lesquels il est évalué lors du contrôle continu.

1. Arrêté du 30 mars 1992 relatif aux conditions de fonctionnement des IFSI.

Cet ouvrage *S'entraîner aux cas concrets en psychiatrie* traite les quatre modules « Soins infirmiers aux adolescents, aux adultes et aux personnes âgées atteints de troubles psychiatriques » et contient :

• un **guide méthodologique adapté à la psychiatrie** avec une présentation synthétique de la démarche de soins et les « bons réflexes » à avoir face aux questions de l'épreuve ;

• un **guide aide-mémoire** qui regroupe les connaissances incontournables en psychiatrie :

- les principales pathologies de la discipline ;
- les principales prises en charge thérapeutiques ;
- les diagnostics infirmiers prévalents associés ;
- un répertoire des actions infirmières prévalentes ;

• des **cas concrets inédits** pour s'entraîner, allant du plus simple au plus compliqué, avec des corrigés s'appuyant sur la méthodologie proposée, qui permettent à l'étudiant(e) d'acquérir une méthode de résolution, de faire preuve d'astuce et de repérer les pièges à éviter ou les dangers pour le patient, symbolisés par un panneau « danger » ⚠ ;

• des **annales** : pour se mettre en situation d'examen, des sujets proposés au DEI des années précédentes, avec leurs corrigés officiels complétés des « points clés » et « pièges ».

Nous remercions le docteur Stefka Ivanov-Mazzucconi, ancienne assistante, hôpital Esquirol, Saint-Maurice, pour sa relecture attentive du guide aide-mémoire.

TABLE DES MATIÈRES

Avant-propos V

Guide méthodologique

• DÉMARCHE DE SOINS INFIRMIERS 1

Étape 1 • Le recueil de données 1

Étape 2 • L'analyse et le classement des données 2

Étape 3 • La proposition d'objectifs de soins 2

Étape 4 • La sélection des interventions infirmières 3

Étape 5 • L'évaluation des actions entreprises 3

• LES BONS RÉFLEXES 4

1. Mobiliser et sélectionner ses connaissances : quelques conseils 5
2. Je réponds à une question relative à la formulation des problèmes de santé : rôle prescrit et diagnostic infirmier 6
3. Je réponds à une question relative à la formulation d'objectifs de soins : rôle prescrit et diagnostic infirmier 7
4. Je réponds à une question relative à un traitement médicamenteux 8
5. Je réponds à une question relative à l'exécution d'un soin 9
6. Je réponds à une question relative à des examens médicaux ou une prise en charge opératoire 9
7. Je réponds à une question de mémorisation-compréhension 10

8. Je réponds à une question relative à l'évaluation des actions infirmières 10
9. Je réponds à une question relative à la rédaction d'un plan de soins 11
Conclusion 13

Guide aide-mémoire

• **LES PRINCIPALES PATHOLOGIES,**
Leurs physiopathologies et les diagnostics prévalents associés
Les névroses 15
Les états dépressifs 17
La psychose maniaco-dépressive 17
Les psychoses 18
Les psychopathies 20
Les troubles alimentaires 20
L'alcoolisme 21
Les toxicomanies 22
Les diagnostics infirmiers prévalents en psychiatrie 23

• **LES PRISES EN CHARGE THÉRAPEUTIQUES en psychiatrie** 23
Prises en charge médicamenteuse 23
Psychodysleptiques 23
Psycholeptiques 23
Psychoanaleptiques (IMAO, tricycliques et non IMAO non-tricycliques) 24
Thymorégulateurs 24
Cure de sommeil 24

Sismothérapie 24
Entretiens individuels ou de groupe 25
Ateliers de socialisation ou d'intérêt 25
Enveloppements humides ou packs 25
Autres prises en charge 24

• **LES ATTITUDES INFIRMIÈRES PRÉVALENTES en psychiatrie** 25

• **LÉGISLATION ET PSYCHIATRIE** 26
Trois types d'hospitalisation en psychiatrie 26
Trois régimes de protection 27

Cas concrets en psychiatrie

• **Cas concret n° 1**
Sujet 29
Corrigé 31

• **Cas concret n° 2**
Sujet 37
Corrigé 39

• **Cas concret n° 3**
Sujet 46
Corrigé 47

• **Cas concret n° 4**
Sujet 52
Corrigé 53

• Cas concret n° 5 • Annales

Sujet 63

Corrigé 64

• Cas concret n° 6 • Annales

Sujet 70

Corrigé 72

Guide MÉTHODOLOGIQUE

DÉMARCHE DE SOINS INFIRMIERS

Le décret n° 93-345 du 15 mars 1993, relatif aux actes professionnels infirmiers, définit clairement les rôles infirmiers :

- un rôle prescrit de l'infirmière qui s'articule autour des prescriptions médicales ;
- un rôle propre infirmier.

La démarche de soins infirmiers est concrétisée par la description et l'articulation cohérente de ces deux rôles afin de permettre la réalisation de soins de qualité et une prise en charge personnalisée.

Cette démarche se compose de cinq étapes :

- la constitution d'un recueil de données ;
- l'analyse et le classement des données obtenues : rôle prescrit et rôle propre infirmiers ;
- la proposition d'objectifs de soins ;
- la sélection des interventions infirmières ;
- l'évaluation des actions entreprises et, par conséquent, l'atteinte des objectifs de soins.

Étape 1 • Le recueil de données

Il permet de développer la connaissance de la personne prise en charge : données somatiques, sociales, environnementales, psychologiques, problèmes de santé, etc.
Le recueil de données centré sur le patient est construit autour d'un modèle fonctionnel. Deux modèles sont principalement utilisés : les modes fonctionnels de Marjory Gordon et les quatorze besoins fondamentaux de Virginia Henderson.

Étape 2 • L'analyse et le classement des données

L'analyse et l'interprétation des données permettent à l'infirmière de poser les problèmes de santé de la personne prise en charge, et de cibler ainsi avec précision les réponses qui sont attendues en fonction des besoins réels du patient.

DEUX TYPES DE PROBLÈMES SONT À DÉTERMINER

➤ **Les problèmes relevant du rôle prescrit** qui sont étroitement liés à la **pathologie**, à ses effets et aux **prescriptions médicales**.

Exemples

- Troubles schizophréniques.
- Troubles anorexiques entraînant un déséquilibre électrolytique.
- Risque d'hypotension lié à la prise d'antidépresseur.
- Risques métaboliques liés à une crise de delirium tremens.

➤ **Les problèmes relevant du rôle propre infirmier :** l'infirmière est totalement **autonome** pour définir les objectifs et les actions de soins à mener. Ils sont identifiés par les diagnostics infirmiers[2].

Exemples de diagnostic infirmier

Risque de violence envers soi ou envers les autres, altérations des opérations de la pensée, perturbation de l'image de soi, perte d'espoir, isolement social, etc.

Les problèmes sont de deux ordres : problèmes réels et problèmes potentiels[3].

Étape 3 • La proposition d'objectifs de soins

➤ Les objectifs de soins infirmiers face aux problèmes traités en collaboration (rôle prescrit) découlent des prescriptions médicales et de leurs applications.

Exemples

- Problème identifié : anorexie entraînant un déséquilibre électrolytique majeur.
- Objectif de soins : rétablir l'équilibre électrolytique par la mise en œuvre d'une alimentation parentérale prescrite par le médecin.

2. Pour la NANDA, la définition d'un diagnostic infirmier se formule ainsi : « Énoncé d'un jugement clinique sur les réactions aux problèmes de santé présents ou potentiels, aux processus de vie d'une personne, d'une famille, ou d'une collectivité. Il sert de base pour choisir les interventions de soins visant à l'atteinte des résultats dont l'infirmière est responsable. »
3. Ces questions font appel à l'ensemble des savoirs théoriques et pratiques acquis par l'étudiant(e) pendant sa scolarité.

➤ Les objectifs de soins infirmiers liés aux problèmes traités par le rôle propre infirmier.

Exemples

- Diagnostic infirmier identifié : risque de violence envers soi ou envers les autres.
- Objectif de soins : le patient saura mettre en œuvre les conditions d'un environnement protecteur et sans danger autant pour lui que pour son entourage.

Étape 4 • La sélection des interventions infirmières

➤ Pour le rôle prescrit infirmier les actions découlent de la prescription médicale.

Exemple

Application des traitements, surveillance associée, etc.

➤ Pour le rôle propre infirmier, les actions choisies ne pourront pas, dans le contexte de l'examen du diplôme d'État, être décrites de façon exhaustive. Il s'agira de sélectionner les plus pertinentes.

Étape 5 • L'évaluation des actions entreprises

Toute action infirmière doit être évaluée. L'évaluation permet de mesurer l'atteinte des objectifs de soins fixés.

Les domaines de l'évaluation

- évaluation des effets thérapeutiques ;
- évaluation des effets indésirables ;
- évaluation de la conformité des actes (hygiène, asepsie, etc.) ;
- évaluation des gains d'indépendance du patient ;
- évaluation de la satisfaction du patient.

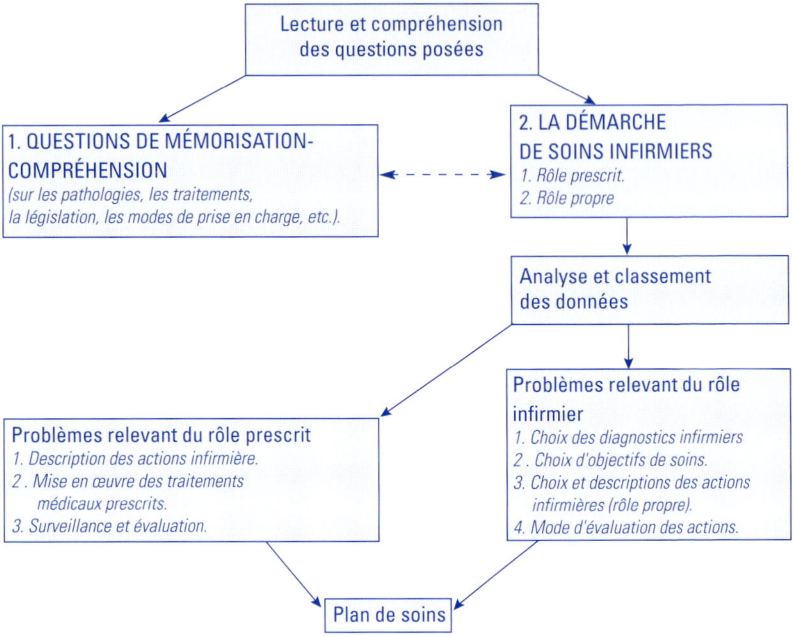

Schéma synthétique des étapes de la démarche de soins pour la rédaction d'un cas concret du DE

LES BONS RÉFLEXES

Les questions font appel aux savoirs de l'étudiant(e) et mettent en jeu sa capacité à les restituer. Toujours en lien avec le cas concret proposé, elles ont pour objectif d'évaluer ses connaissances sur :

- les pathologies,
- les traitements,
- les modes de prise en charge,
- le savoir psychosocial,
- le savoir réglementaire, etc.

Pour l'étudiant(e), cela signifie qu'il maîtrise les cours théoriques et pratiques reçus tout au long de sa scolarité.

Vous trouverez en page 15 un rappel des grandes notions à posséder dans le guide aide-mémoire des connaissances incontournables en psychiatrie.

Vous trouverez ci-dessous **la typologie des questions** qui peuvent être posées dans les cas concrets avec les « bons réflexes » pour y répondre. Ainsi, vous pourrez acquérir une méthode de travail qui vous permettra d'être à l'aise quel que soit le type de sujet.

1. Mobiliser et sélectionner ses connaissances : quelques conseils

– Relire plusieurs fois le texte avant de commencer à rédiger.
– Commencer toujours votre rédaction en établissant « au brouillon » un plan général de votre devoir.
– Être sur d'avoir compris la question avant de répondre !
– Synthétiser vos éléments de réponse :
  • schémas clairs ;
  • phrases claires et précises.
– Préférer les tableaux (quand c'est possible) aux paragraphes trop chargés.
– Soigner votre écriture et votre orthographe.
– Être sûr que votre réponse correspond exactement à ce qui a été demandé.
– Être très attentif aux verbes employés dans la question. « Citer, lister, décrire, argumenter », font appel à des réponses de types différents. Bien le savoir évite le hors sujet et la perte de temps. Si l'on vous demande de citer des éléments, il ne sert à rien de les justifier et de les commenter. Cela ne vous donnera pas de points en plus et vous fera perdre un temps précieux.
– Souvent les réponses sont trop détaillées et fournissent des éléments qui ne sont pas demandés dans la question. Cela nuit à la lecture de votre travail et vous fait perdre du temps.
– Respecter pour votre écrit l'ordre logique dans lequel ont été posées les questions.
– Un temps suffisant vous est laissé pour répondre, savoir le répartir entre réflexion et rédaction. En général, consacrer un minimum de 20 minutes pour la lecture, 10 minutes pour établir votre plan au brouillon, le restant étant réservé à la rédaction.
– Une fois votre rédaction terminée, garder du temps pour la relire et vérifier que vous n'avez rien oublié (15 minutes).
– Sur une question qui vous pose problème, savoir la mettre de côté pour y revenir plus tard, cela vous permettra de répondre aux autres questions sans perdre trop de temps.
– Ne pas oublier qu'un soin ou une prise en charge comporte cinq dimensions. Votre réponse devra, si possible, aborder ces cinq aspects :
  • la dimension préventive du soin : penser aux actions préventives liées au soin, à la pathologie, etc.
  • la dimension éducative du soin : penser aux actions éducatives associées à votre réponse ;
  • la dimension de maintenance du soin : actions liées à l'entretien de la vie et du bien-être ;
  • la dimension curative du soin : traitements, suivis, évaluation ;
  • la dimension de réhabilitation du soin : maintien de l'autonomie et facilitation de la réinsertion de la personne handicapée.

2. Je réponds à une question relative à la formulation des problèmes de santé : rôle prescrit et diagnostic infirmier

➤ **Je dois préciser si les problèmes sont réels ou potentiels :**

• le problème de santé est **réel** quand le texte du cas concret me fournit les données objectives de sa manifestation ;
• le problème de santé est **potentiel** quand j'anticipe les risques possibles en fonction de mon analyse de données.

Exemples

- Problème réel (rôle prescrit) = grave dénutrition (donnée relevée dans le cas concret).
- Cause du problème = anorexie mentale.
- Manifestations du problème = perte de poids de 11 kg, TA faible, fonte musculaire importante (les manifestations sont citées dans le cas concret).
- Problème potentiel (rôle prescrit) = risque de déséquilibre électrolytique majeur (donnée non citée dans le cas concret mais dont la probabilité existe).
- Causes possibles du problème = refus alimentaire.
- Diagnostic infirmier réel = perturbation de la dynamique familiale liée à un alcoolisme et se manifestant par une incapacité à assumer son rôle parental.
- Diagnostic infirmier potentiel = risque de violence envers soi ou envers les autres lié à des hallucinations visuelles.

➤ **Je dois écrire un problème de santé relevant du rôle prescrit.**
Le problème que je sélectionne comporte :

• une cause que j'ai identifiée, issue du diagnostic médical ;
• des manifestations que j'ai relevées par la lecture du cas concret.

Par exemple : problèmes infectieux, électrolytique, cardio-vasculaire, lié au postopératoire, hémorragique, de douleur, respiratoire, d'élimination, neurologique, digestif, etc.

Exemple de formulation correcte

- Problème = problème de violence non contrôlée.
- Cause du problème = schizophrénie.
- Manifestations du problème = agressions verbales et physiques, instabilité de l'humeur.

Exemple de formulation incorrecte

- Problème = agressions verbales.
- Les agressions verbales ne sont qu'une manifestation de la violence liée à la schizophrénie.

➤ **Je dois écrire un diagnostic infirmier :**

- Le diagnostic que j'ai choisi fait partie de la classification NANDA/ANADI[4].
- Je n'ai pas confondu diagnostic infirmier et diagnostic médical.

Exemple

- Anorexie = diagnostic médical.
- Déficit nutritionnel important lié à une anorexie mentale et se manifestant par une perte de poids importante = diagnostic infirmier.

- Je formule le diagnostic infirmier de façon correcte :
intitulé du diagnostic + cause du problème + manifestations du problème

Exemple de formulation correcte

Isolement social **lié à** une crise de mélancolie **se manifestant** par une incapacité à sortir de chez lui et à mener des activités de la vie courante.

3. Je réponds à une question relative à la formulation d'objectifs de soins : rôle prescrit et diagnostic infirmier

➤ **Les objectifs de soins liés à un problème relevant du rôle prescrit** découlent des prescriptions médicales et de leurs applications. Ils ciblent les buts attendus par la mise en œuvre des thérapeutiques médicales.

Par exemple : mise en œuvre du traitement neuroleptique pour lutter contre les idées et les manifestations délirantes.

➤ **Les objectifs de soins liés à un diagnostic infirmier** ciblent plus spécifiquement le maintien et/ou le développement et/ou la restauration des capacités du patient à maintenir ses besoins fondamentaux. Ils portent sur un sujet unique, ils sont exprimés avec un verbe clair et actif, fournissent un descriptif de l'action, un délai d'atteinte et un élément de mesure.

4. Pour la NANDA, la définition d'un diagnostic infirmier se formule ainsi : « Énoncé d'un jugement clinique sur les réactions aux problèmes de santé présents ou potentiels, aux processus de vie d'une personne, d'une famille, ou d'une collectivité. Il sert de base pour choisir les interventions de soins visant à l'atteinte des résultats dont l'infirmière est responsable. »

Exemple de formulation correcte

Mlle Aline mangera, d'ici 3 jours, seule, son petit déjeuner complet.

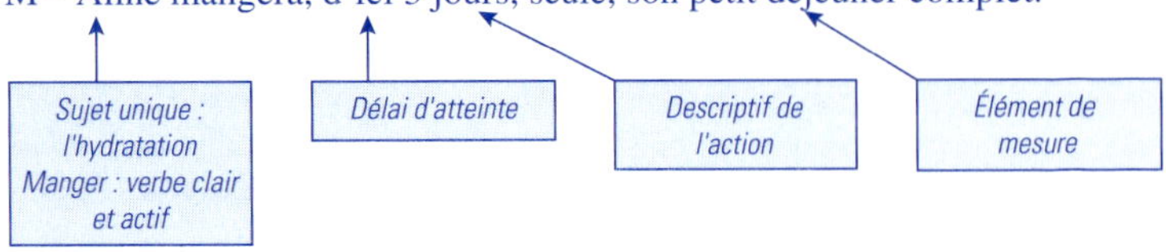

Exemple de formulation incorrecte

M. Jean s'hydratera normalement.

4. Je réponds à une question relative à un traitement médicamenteux

➤ **Quand je cite un médicament, je précise** :

- la famille d'appartenance du médicament ;
- les effets thérapeutiques attendus ;
- les effets indésirables ou les risques ;
- les modes de surveillance ;
- le calcul des doses journalières ou par distribution.

Exemple

Haldol 5 mg.
- Famille : halopéridols.
- Distribution : 1 intramusculaire à 19 heures.
- Effets attendus : diminution des propos délirants, effet sédatif.
- Propriétés : neuroleptique.
- Effets indésirables : syndrome extrapyramidal, troubles neurovégétatifs, allergies cutanées.

➤ **Pour les traitements par voie veineuse, je précise :**

- les modes d'administration ;
- le calcul des doses, et du débit dans le cas d'une perfusion ou d'une seringue électrique ;
- les surveillances et risques : extravasation, infection du site, pansement, la diurèse, etc.

Exemple

Alimentation parentérale de 1 000 cc/24 h de sérum glucosé isotonique avec 2 g de KCl/24 h et 4 g de NaCl/24 h.
- L'administration se fait par un cathéter périphérique.
- Répartition possible : 2 flacons de 500 cc/12 h, contenant chacun 1 g de KCl et 2 g de NaCl.
- Débit pour un flacon de 500 cc/12 h : 12 gouttes/min.
- Surveillance : observer le point de ponction, vérifier le retour veineux, refaire le pansement de façon aseptique si besoin, vérifier la diurèse du patient.

5. Je réponds à une question relative à l'exécution d'un soin

➤ **Pour un soin infirmier, je décris et cite l'ensemble des étapes :**

- la préparation du matériel, du patient, les précautions à prendre ;
- les modes de réalisation du soin : différentes étapes, confort, organisation, sécurité, économie ;
- les surveillances des effets attendus du soin ;
- les surveillances des effets indésirables du soin ;
- l'éducation et l'information utiles données au patient.

> ***Exemple — Préparation à l'induction anesthésique pour un électrochoc***
>
> - Décrire le matériel nécessaire : set pour pose de cathéter et perfusion, antiseptique, etc.
> - Donner les informations utiles au patient.
> - Décrire les étapes du soin : prise de TA, pose du cathéter puis de la perfusion, contrôle des prothèses dentaires, etc.
> - Transmission du soin : indiquer la surveillance de la perfusion et l'état psychologique du patient.

➤ Dans mes soins infirmiers, je n'oublie pas ceux qui sont liés au maintien de l'hygiène corporelle, du confort et aux surveillances des paramètres de base.

➤ Je n'associe jamais des actions relevant du rôle prescrit infirmier à la réalisation d'un diagnostic infirmier.

6. Je réponds à une question relative à des examens médicaux ou une prise en charge opératoire

➤ **Pour des examens diagnostiques, je cite :**

- la préparation du patient (si besoin) ;
- les informations que je fournis ;
- la surveillance des suites de l'examen ;
- l'utilité de l'examen (buts).

➤ **Pour une prise en charge opératoire, je cite :**

- la préparation pré-opératoire ;
- les éléments de surveillance postopératoire : réveil, soins des pansements, surveillance des drains et sondes, prise en charge de la douleur, problèmes infectieux, de mobilisation, d'élimination, cutané, etc.
- les soins éducatifs.

Exemple — Cas opératoire X

- Préparation cutanée, digestive, si besoin psychologique.
- Administration de la prémédication.
- Préparation de la chambre pour le retour.
- Surveillance du réveil : conscience, constantes, drains, etc.
- Surveillance du matériel chirurgical mis en place.

7. Je réponds à une question de mémorisation-compréhension[5]

Aucune méthodologie ne pourra jamais se substituer à la connaissance du cours dont les grandes lignes sont rappelées dans le guide aide-mémoire, page 15. Néanmoins, il faut avoir à l'esprit que :

➤ **Si la question porte sur une pathologie, je cite :**

- les mécanismes physiopathologiques ;
- les principales manifestations de la pathologie et ses évolutions possibles ;
- les principaux modes de traitements et leurs risques ;
- les principaux examens associés ;
- les retentissements sociaux et psychologiques de la pathologie ;

➤ **Si la question porte sur un traitement ou un examen,** voir le point 4 et le point 6, pages 8 et 9.

8. Je réponds à une question relative à l'évaluation des actions infirmières

➤ **L'évaluation que je propose est complète :** évaluation des résultats, des effets indésirables, des gains ou pertes du patient et de sa participation.

Exemple — Mise en œuvre d'un traitement neuroleptique

Éléments d'évaluation : surveillance de la conscience du patient qui doit montrer une diminution des activités délirantes, absence des effets indésirables liés au neuroleptique utilisé.

Exemple — Éducation à l'hygiène corporelle d'un jeune schizophrène

Éléments d'évaluation : noter l'évolution des actes que le patient arrive à faire seul, l'évolution de son discours par rapport à son hygiène, et quand il effectue sans demande extérieure le change de ses vêtements, etc.

5. Ces questions font appel à l'ensemble des savoirs théoriques et pratiques acquis par l'étudiant(e) pendant sa scolarité.

9. Je réponds à une question relative à la rédaction d'un plan de soins

Le plan de soins, s'il est demandé, doit être une synthèse pertinente du travail écrit fournit par l'étudiant(e) lors de l'épreuve.
Il est l'expression du projet de soins et donc de la démarche de soins infirmiers.

➤ Le plan de soins est **lisible**. Il est donc sélectif et pertinent.

➤ Le plan de soins **intègre la planification et l'organisation des soins**.

➤ Le plan de soins est la **synthèse des problèmes de santé du patient, des objectifs à atteindre pour les résoudre, des actions infirmières prévues en regard de ces objectifs et des modes d'évaluation de l'atteinte des résultats.**

Exemple 1 – Présentation pour un plan de soins/orientation et planification des soins.

Nom et prénom du patient Date du plan de soins	Rappel des objectifs principaux de prise en charge : – Objectifs relatifs au rôle prescrit – Intitulé du ou des diagnostic infirmiers majeurs	
Horaires	**Soins**	**Réalisés par**
8 h	Petit déjeuner	AS
9 h	Prise des constantes	IDE
10 h	Aide à la toilette	AS et IDE
11 h	Pose de perfusion	IDE
12 h	Fin de perfusion	
	Repas et aide	AS
13 h	Amener à l'atelier relaxation	AS et IDE
14 h	Aide au ménage de la chambre	AS
15 h	Groupe de paroles thérapeutique	IDE
16 h	Préparation pour l'examen en radiologie	AS et IDE
17 h		
18 h	Sport	AS et IDE
19 h		
20 h		
21 h		
22 h		
Nuit		

Exemple 2 – Présentation pour un plan de soins/projet de soins.

Nom et prénom du patient
Date du plan de soins

Problèmes réels : rôle prescrit	**Objectifs de soins**	**Actions infirmières**	**Évaluation des résultats**
Douleur liée à l'opération du pied.	M. X ne ressentira pas de douleur.	Donner le *Dafalgan* 6 comprimés par jour. Soulager le poids des couvertures. Prévenir les efforts inutiles.	Suivre l'évolution de la douleur par la réglette EVA.
Constipation.	M. X aura une évacuation normale et régulière de ses selles d'ici 24 h.	Faire le lavement évacuateur. Favoriser la mise au bassin en respectant l'intimité.	Noter et transmettre le résultat du lavement : quantité et aspect.
Problèmes potentiels : rôle prescrit	**Objectifs de soins**	**Actions infirmières**	**Évaluation des résultats**
Risque d'encombrement bronchique lié à un alitement prolongé.	M. X gardera tout au long de son hospitalisation une fluidité bronchique normale.	Motiver M. X à la mobilisation. Appel du kiné pour les massages. Réaliser une mobilisation passive. Favoriser la position 1/2 assise. Installer le matériel pour cracher.	Prise des constantes. Vérification de l'encombrement bronchique.
Diagnostics infirmiers réels	**Objectifs de soins**	**Actions infirmières**	**Évaluation des résultats**
Intolérance à l'activité.	M. X connaîtra ses possibilités motrices et comment les utiliser.	Apprendre à M. X les gestes de marche non douloureux. L'aider dans les premiers temps à se mobiliser. Lui fournir des cannes anglaises adaptées à sa taille.	Noter les évolutions et les progrès.

Diagnostics infirmiers potentiels	Objectifs de soins	Actions infirmières	Évaluation des résultats
Risque d'atteinte à l'intégrité cutanée.	M. X gardera une peau intègre lors de son hospitalisation.	Favoriser la mobilisation active et passive. Assurer régulièrement des massages trophiques. Favoriser les changements de position lors du décubitus prolongé.	Noter toute altération de la peau.

Conclusion

En fonction des questions posées lors de l'épreuve du diplôme d'État, je réalise le développement du cas concret en respectant les étapes suivantes :

Définition des problèmes de santé :
problèmes relevant du rôle prescrit et diagnostics infirmiers

↓

Définition des objectifs de soins (rôle prescrit et propre)

↓

Description des actions de soins choisies pour atteindre les objectifs

↓

Description des modes d'évaluation des actions décrites.

Guide AIDE-MÉMOIRE

LES PRINCIPALES PATHOLOGIES,
leurs signes cliniques et les diagnostics prévalents associés

Les névroses

Ces maladies regroupent un ensemble de symptômes et de troubles du comportement qui vont avoir des répercussions sur l'équilibre psychique du patient, son comportement social et parfois son équilibre somatique.
Le patient névrosé garde le contact avec la réalité et a par conséquent parfaitement conscience du caractère pathologique de ses troubles. L'équilibre psychique agressé, lors d'une névrose, vit de grandes tensions internes…

Les principaux mécanismes de protection sont les suivants :

- le refoulement,
- le déplacement,
- la sublimation,
- la régression,
- la projection.

La névrose d'angoisse

Il s'agit d'un état latent et **permanent** d'anxiété. Celui-ci, à la suite d'une contrariété (parfois mineure), peut se majorer de façon spectaculaire par une crise d'anxiété majeure, la crise aiguë d'angoisse.

Signes cliniques observables :

- sentiment d'insécurité ;
- crise d'angoisse : majoration des signes somatiques avec prostration ou hyperagitation ;
- sentiment de doute, d'appréhension et de craintes ;
- indécision ;

- hyperémotivité ;
- asthénie et hyperfatigabilité ;
- troubles somatiques : tachycardie, sensation de vertiges, malaises, etc.
- douleurs musculaires.

La névrose phobique

Existence de conduites phobiques (crise d'angoisse déclenchée par une situation, un événement ou un objet vécu comme dangereux, menant le sujet à une conduite d'évitement maximal et de fuite) associées à des traits de personnalité phobique caractérisée par un état d'alerte et d'inquiétude.

Signes cliniques observables :

- timidité excessive, sentiment de gêne et de culpabilité ;
- discours restreint ;
- conduite d'évitement ;
- attitude passive avec inhibition lors des contacts sociaux ;
- recherche de réassurance, de points de repères ;
- réaction anxieuse marquée face à l'objet ou la situation phobogènes ;
- conscience totale de la nature absurde et excessive de ses phobies.

La névrose hystérique

Présence d'une personnalité hystérique = demande affective intense et multiple auprès des autres, caractère rêveur et imaginatif, peur panique de la solitude, inhibition sexuelle associée à des comportements émotionnels exagérés et passionnels, discours théâtral, besoins de réassurance.
Apparition de symptômes de conversion = ensemble de manifestations somatiques qui traduisent une demande affective importante.

Signes cliniques observables :

- attitude séductrice ;
- exagération des compliments, comme des critiques ;
- instabilité émotionnelle ;
- recherche permanente de marques d'intérêts, de compliments, de réassurance ;
- mouvements affectifs exagérés et disproportionnés ;
- discours théâtral ;
- exagération des tenues vestimentaires ;
- caractère instable et emporté.

La névrose obsessionnelle

Elle se caractérise par l'apparition d'obsessions et de compulsions (ou rituels) sur une organisation de personnalité obsessionnelle (personnalité conformiste et conservatrice, attitude de perfectionnisme, manie des détails, des règles, de l'organisation, etc., difficulté à faire des choix et prendre des décisions, peur du changement).

Les obsessions sont des idées, des pensées, des images qui font intrusion de façon consciente chez le sujet, mais qu'il ne peut neutraliser, et dont il vit la survenue comme terrifiante et/ou honteuse. Les compulsions ou rituels (rites de lavage, de vérification, etc.) manifestent la lutte contre les obsessions. Même si le sujet les juge absurdes, il ne peut s'empêcher de s'y soumettre.

Les états dépressifs

La dépression

Trouble de l'humeur caractérisé par la tristesse, un sentiment d'inutilité, d'impuissance et d'incapacité à faire face aux événements et aux changements affectifs. On observe une perte des centres d'intérêts et de plaisir, un sentiment d'ennui et de désinvestissement du monde extérieur. Le risque majeur est le risque suicidaire.

Signes cliniques observables :

- tristesse ;
- dégoût de la vie ;
- ralentissement psychomoteur ;
- asthénie ;
- trouble du sommeil ;
- trouble de l'appétit,
- état anxieux permanent ;
- difficulté à formuler des idées, des pensées ;
- laisser-aller vestimentaire et de l'hygiène corporelle ;
- idées sombres, pensées suicidaires ;
- incapacité à se distraire et à avoir des occupations ;
- dénégation des marques de sympathie d'autrui.

La psychose maniaco-dépressive

Maladie psychiatrique grave, elle est marquée par des troubles majeurs de l'humeur.

Deux états sont observables

- **Un état dépressif gravissime** = l'accès mélancolique.
- **Un état d'excitation psychomotrice très important** = l'accès maniaque.

Certaines psychoses maniaco-dépressives ne manifestent qu'un seul de ces états, d'autres sont d'évolution cyclothymique, le patient passant d'un état à l'autre.

Le patient, en dehors de ces états de crise, passe par des phases d'humeur relativement adaptée. Il n'a pas conscience de l'état pathologique de sa situation.

Signes cliniques observables de l'accès mélancolique :

- grande inhibition psychomotrice ;
- thèmes d'incurabilité ;
- perte totale des centres d'intérêt ;
- état dépressif majeur ;
- grand risque suicidaire.

Signes cliniques observables de l'accès maniaque :

- agitation psychomotrice extrême ;
- propos délirants ;
- logorrhée importante ;
- activités multiples et inconstantes ;
- insomnies ;
- incapacité à suivre une idée ou un raisonnement ;
- comportement social inadapté (dépenses financières, fuite en avant, etc.).

Les psychoses

Ce sont des maladies psychiatriques majeures. Leur symptôme caractéristique est l'activité délirante. Le délire place le sujet en dehors de toute réalité. Le patient n'a aucune conscience du caractère pathologique de son état.
Le délire affecte profondément l'ensemble du fonctionnement psychique de la personne : hallucinations auditives, visuelles, système de pensée et d'idées aberrantes ou fausses, profonde conviction d'être dans le « vrai », interprétations erronées du monde extérieur vécu comme pathologique et agressif. Le psychotique convaincu de la justesse de sa perception du monde se met en décalage total avec la réalité.

La bouffée délirante aiguë

Apparition soudaine d'un épisode délirant (durant quelques jours) chez un sujet sans antécédents psychiatriques évidents. La bouffée délirante aiguë peut être un épisode unique sans récidive, mais elle peut également évoluer vers une psychose chronique.

La schizophrénie

Psychose débutant chez l'adolescent ou le jeune adulte, elle sera présente tout au long de la vie du sujet.

Signes cliniques observables :

- perte des activités quotidiennes ;
- désintérêt de l'hygiène corporelle et vestimentaire ;
- idées délirantes et hallucinations d'importance variable ;
- attitudes de repli ;
- troubles affectifs majeurs : détachement, attitude de retrait, attitude d'impénétrabilité, méfiance par rapport aux groupes ;
- comportements impulsifs, parfois hostiles et violents ;
- attitude d'insensibilité par rapport à l'environnement, manifestation d'indifférence et de froideur très importante ;
- épisodes de dissociations = coupures totales de l'individu du monde extérieur. Certains épisodes provoquent chez le psychotique des sentiments de dissociation corporelle (dissociation des membres, de la tête, etc.) ;
- désorganisation des activités sociales, professionnelles et des systèmes de pensée et d'analyse personnelle ;
- grande incapacité à fixer sa pensée, à prendre en compte les éléments de la réalité, à porter un jugement ou à prendre une décision.

La paranoïa

Psychose non schizophrénique, elle associe :

• une personnalité paranoïaque avec surestimation du moi (égocentrisme, mépris, orgueil excessif) ; attitude de suspicion et de méfiance permanente ; absence totale d'autocritique et d'auto-analyse ;
• un délire paranoïaque avec idée de grandeur ; délire s'entourant de constructions « logiques » et vraisemblables ; délire interprétatif qui attribue au moindre événement un lien avec la paranoïa et l'alimente (interprétations faussées d'éléments sans aucun lien avec le patient lui-même, mais qui, à ses yeux ont une signification cachée, le plus souvent liée à des tentatives de persécution).

Signes cliniques observables :

- personne méfiante et interprétative ;
- attitude d'interrogation et d'analyse ;
- personnalité rigide et intolérante ;
- manifestation excessive d'amour-propre ;
- attitude autoritaire ;
- sûreté de jugement quelle que soit la situation ;
- délire interprétatif de tous les événements et sur toutes les personnes = création de lien de cause à effet en l'absence de toute prise en compte de la réalité ;
- le risque majeur est le passage à l'acte violent (meurtrier) afin d'éliminer la ou les personnes ressenties (interprétées) comme menaçantes.

La psychose hallucinatoire chronique

État psychotique, où le délire essentiellement hallucinatoire **est en permanence présent à l'état latent** avec des phases d'état marquées par une recrudescence délirante et des réactions pathologiques (déménagements, fugues, menaces, insultes contre les responsables supposés des persécutions).

Les psychopathies

Cet ensemble de pathologies, difficile à définir de façon concrète, englobe les patients classés comme ayant une personnalité fortement « antisociale ». L'instabilité, l'impulsivité, le refus de toutes normes et contraintes, l'inadaptation caractérisent le psychopathe, qui s'inscrit dans un parcours de vie fait de chaos, d'actes violents et d'échecs. L'évolution peut se compliquer d'épisodes dépressifs, de gestes suicidaires ; l'alcoolisme et les conduites toxicomaniaques sont aussi fréquents.

Signes cliniques observables :

- humeur très variable, avec des changements très brutaux ;
- caractère tour à tour séducteur, vulnérable et violent ;
- accumulation d'échecs sociaux, professionnels et affectifs ;
- fréquence des démêlés avec la justice (petite et moyenne délinquance) ;
- grande exigence ; à la recherche de satisfaction individuelle ;
- fréquence des accidents et des tentatives de suicide ;
- caractère impulsif et irraisonné sans aucune prise en compte des règles sociales et de la vie en collectivité.

Les troubles des conduites alimentaires

L'anorexie boulimie

L'anorexie, le plus souvent associée à des comportements boulimiques, réunit trois éléments majeurs :

- l'anorexie : conduite drastique de restriction alimentaire, avec une anxiété majeure ;
- l'aménorrhée ;
- l'amaigrissement qui peut être majeur et mettre en jeu le pronostic vital.

Signes cliniques observables :

- peur de prendre du poids ou de devenir gros ;
- perturbation de l'estimation du poids corporel (l'anorexique se « sent grosse » alors que son poids est très en dessous des limites de la normale) ;
- angoisse extrême : l'idée de manger est très anxiogène menant à une conduite active de restriction alimentaire (prise de repas nulle ou quasiment nulle, allongement excessif du temps pour une simple prise alimentaire, etc.) ;
- tentative de dissimulation des aliments pour faire croire qu'ils ont été mangés ;
- utilisation excessive de laxatifs et manœuvre volontaire de vomissements ;
- altération de l'état général : déshydratation, cachexie, aspect squelettique et perturbations biologiques ;
- méconnaissance chez l'anorexique de son trouble la conduisant à l'indifférence face à son amaigrissement, et à la non-reconnaissance de sa conduite pathologique ;
- pratiques sportives intenses dans l'intention de maigrir ;
- irruption pour certains cas de courtes phases boulimiques (hyperphagie, gloutonnerie : absorption de quantité importante d'aliments de façon rapide et compulsive, sans notion de plaisir ou de satisfaction). Ces accès boulimiques sont vécus comme culpabilisants et fortement anxiogènes ;
- relations familiales conflictuelles.

L'alcoolisme

Il s'agit de la consommation excessive d'alcool développant chez le sujet une double dépendance : une dépendance physique et psychologique.

Signes cliniques observables dans l'éthylisme chronique :

- visage congestif ;
- tremblements des mains ;
- haleine alcoolique ;
- hépatomégalie ;
- caractère irritable, avec de nombreuses sautes d'humeur (colères brusques et courtes, réactions imprévisibles) ;
- indifférence progressive à l'environnement ;
- altération grave de la vie sociale, professionnelle et affective (désinsertion totale) ;
- grande impulsivité ;
- crampes et troubles sensitifs des membres inférieurs ;
- fond permanent d'anxiété et d'état dépressif ;
- détérioration intellectuelle qui peut devenir majeure.

Les toxicomanies

État de dépendance physique et/ou psychologique par rapport à une ou des drogues illicites (opiacées, cocaïne, benzodiazépines, amphétamines, solvants, cannabis, ecstasy etc.).

Les signes cliniques observables :

Résumé simplifié des critères diagnostiques de la personnalité dépendante selon la classification américaine du DSM-III-R. Comportement dépendant et soumis comme en témoignent au moins cinq des manifestations suivantes :

1. Incapacité à prendre des décisions, suggestibles, se laisse influencer.
2. Difficulté à s'affirmer face à autrui, à s'opposer à autrui par crainte d'être rejeté.
3. Difficulté à s'impliquer seul dans un projet.
4. Accepte des taches désagréables ou dévalorisantes dans le but d'être reconnu et apprécié par autrui.
5. Ne supporte pas la solitude.
6. Ne supporte pas les ruptures.
7. À toujours peur d'être abandonné.
8. Toute critique est toujours vécue comme blessante.

Les diagnostics infirmiers prévalents en psychiatrie

- Risque d'accident.
- Risque de violence envers soi ou envers les autres.
- Perturbations des habitudes de sommeil.
- Sentiment d'impuissance.
- Déni non constructif.
- Perturbation de l'estime de soi.
- Anxiété.
- Isolement social.
- Dysfonctionnement sexuel.
- Perte d'espoir.
- Stratégies d'adaptation individuelles inefficaces.
- Incapacité partielle ou totale à effectuer ses soins d'hygiène.
- Perturbation de la dynamique familiale.
- Difficulté à se maintenir en état de santé.
- Altération des opérations de la pensée.
- Deuil dysfonctionnel.
- Perturbation des interactions sociales.
- Perturbation de la dynamique familiale.
- Constipation.

- Conflit décisionnel.
- Altération de la communication verbale.
- Difficulté à se maintenir en état de santé.
- Risque élevé de violence envers soi ou envers les autres.
- Stratégies d'adaptation familiales inefficaces.
- Incapacité partielle ou totale d'accomplir ses soins personnels.
- Perturbation de l'image corporelle.
- Perturbation de l'image de soi.
- Perturbation de l'identité personnelle.
- Altération de la communication verbale.
- Risque d'automutilation.

LES PRISES EN CHARGE THÉRAPEUTIQUES
en psychiatrie

Prises en charge médicamenteuses

Psychodysleptiques

Morphine et dérivés

Surveillance infirmière

- Effet thérapeutique : augmentation de la vigilance et traitement de la douleur (morphine).
- Effets indésirables : accroissement de l'anxiété, hallucination, nausée, constipation, sédation, dépression respiratoire.

Psycholeptiques

Gardénal, Binoctal, Nembutal, Imménoctal, Noctran, Mépronizine

Hypnotiques barbituriques et non barbituriques

Surveillance infirmière

- Effet thérapeutique : favorisent le sommeil, anticonvulsivant, utile en anesthésie.
- Effets indésirables : réveil difficile, dépendance, confusion mentale, sécheresse buccale, constipation, troubles de l'accommodation.

Anxiolytiques

Valium, Lexomil, Lysanxia, Urbanyl, Équanil, Atarax, Buspar

Surveillance infirmière

- Effet thérapeutique : lyse de l'anxiété, myorelaxant, induction du sommeil, anticonvulsivant.
- Effets indésirables : baisse de la vigilance, asthénie, dépendance, dépression respiratoire, ralentissement psychomoteur.

Neuroleptiques

Nozinan, Largactil, Piportil, Haldol, Tercian, Droleptan

Surveillance infirmière

• Effet thérapeutique : sédatif, antipsychotique (antidélirant), antidéficitaire (désinhibiteur).

• Effets indésirables : hypotension, asthénie et somnolence, constipation, troubles de l'accommodation, rétention urinaire, raideur corporelle, indifférence psychomotrice, sécheresse buccale, tremblements des extrémités, prise de poids, syndrome malin des neuroleptiques.

Psychoanaleptiques (IMAO, tricycliques et non-IMAO non-tricycliques)

Anafranil, Humoryl, Athymil, Stablon, Vivalan, Survector, Prozac, Laroxyl

Surveillance infirmière

• Effet thérapeutique : propriétés sédatives et désinhibitrices, augmentation du tonus psychique et de l'humeur.

• Effets indésirables : sécheresse buccale, constipation, hypotension, troubles cardiaques.

Pour les IMAO : régime alimentaire strict, nausées et gastralgies, état d'agitation excessif, prise de poids.

Thymorégulateurs

Théralithe, Tégrétol, sel de lithium

Surveillance infirmière

• Effet thérapeutique : régulation de l'humeur.

• Effets indésirables : intoxication au lithium, nausées, vomissements, diarrhée, tremblements des mains, prise de poids.

Autres prises en charge

Cure de sommeil

Surveillance infirmière : risque de chutes, constipation, déshydratation, faire respecter l'isolement, soins d'hygiène, incontinence urinaire, confusion qui peut être importante.

Sismothérapie

Surveillance infirmière : patient à jeun la veille de l'électrochoc, électrocardiographie (ECG), électroencéphalographie (EEG) et examen de l'anesthésiste obligatoires, pose d'une voie veineuse, surveillance, jusqu'au réveil complet et prise des constantes.

Entretiens individuels ou de groupe

Ateliers de socialisation ou d'intérêt

Enveloppements humides ou packs

LES ATTITUDES INFIRMIÈRES PRÉVALENTES
en psychiatrie

Chaque pathologie demande une conduite personnalisée et adaptée à chaque patient. Le projet thérapeutique d'une personne hospitalisée en psychiatrie est un projet personnel et adapté. Toutefois, des lignes de conduite peuvent se dégager : lignes de conduite qui demandent bien sûr une adaptation journalière et cohérente avec les objectifs définis par l'équipe soignante, le médecin et les référents thérapeutiques du patient.

- Développer une attitude d'écoute et de reconnaissance des états anxieux générateurs de souffrance.
- Adopter une attitude de bienveillance.
- Ne porter ni jugements, ni critiques.
- Respecter les rythmes de vie du patient.
- Développer (en général) une attitude constructive face à l'autre, de reconnaissance et d'acceptation.
- Savoir valoriser les moments de bien-être.
- Stimuler (sans agressivité) les patients à développer leurs centres d'intérêts ainsi qu'à participer aux activités proposées : sculpture, poterie, musique, sortie, ateliers, cuisine, etc.
- Être attentif à l'hygiène corporelle et vestimentaire des patients en les incitant sans les contraindre. Développer parallèlement une démarche éducative sur les gestes de la vie quotidienne : ménage, entretien du linge, rangement, cuisine, hygiène alimentaire, etc.
- Le corps et l'environnement, en psychiatrie (et particulièrement chez les psychotiques), jouent un rôle fondamental. Toute intrusion du soignant (en dehors d'un projet thérapeutique bien défini) peut être vécue de façon très négative, destructrice et avoir de graves conséquences chez le patient (accès de violence, tentative de suicide, etc.). **Ainsi, en psychiatrie, les actions qui seront portées sur l'hygiène corporelle et l'environnement immédiat des malades (la chambre notamment) doivent se faire en accord avec l'équipe soignante et le psychiatre.**
- Faire preuve d'objectivité et de respect. Le patient abordera ses problèmes personnels uniquement s'il en a envie.
- Développer un climat de confiance et de compréhension.
- Ne pas avoir d'attitudes changeantes et contradictoires, même si elles vous semblent justifiées.

- Savoir déceler tout risque suicidaire et le prévenir.
- Repérer et transmettre toute parole suicidaire.
- Ôter de l'environnement tout objet dangereux (verre, couteau, ceintures, etc.).
- Assurer une présence importante et réconfortante.
- Maintenir avec le patient des échanges verbaux, dans une attitude d'écoute attentive.
- Ne jamais faire preuve d'agressivité ou de peur.
- Être acteur de la cohérence face aux actions menées par l'équipe auprès du patient. Toute action doit être transmise à l'équipe et menée dans un sens partagé par tous.
- Être attentif aux patients fugueurs.
- Être attentif aux patients violents (savoir prévenir les conduites agressives et évaluer le degré de dangerosité).
- Savoir faire respecter les règles et les modes de fonctionnement du service (horaires, règlements, visites, sorties, repas, etc.) sans jamais entrer dans une attitude de marchandage ou de chantage.
- Faire respecter les termes du contrat (ou du projet) thérapeutique établi par le médecin.
- Être conscient que la souffrance psychique d'un patient en psychiatrie est une souffrance à part entière, et qu'à ce titre, elle nécessite respect et prise en charge.
- En cas de délire, ne jamais chercher à contredire le délire ou à « raisonner » le patient, cela ne sert à rien.
- En cas de violence ou d'agitation extrême, la contention doit se faire à plusieurs personnes, sans violence ni agressivité.

LÉGISLATION ET PSYCHIATRIE

Trois types d'hospitalisation en psychiatrie

L'hospitalisation libre

Elle se fait avec le consentement du patient.

L'hospitalisation à la demande d'un tiers

Elle se fait à partir :

- d'une demande manuscrite d'admission d'une personne proche, famille ou ami ;
- de deux certificats médicaux ; le premier certificat doit être obligatoirement établi par un médecin n'exerçant pas dans l'établissement d'accueil, le second certificat peut être rédigé par un médecin de l'établissement.

En cas de péril imminent, un seul certificat (le second certificat) est suffisant.

Le contrôle et le maintien ou non de l'hospitalisation se feront ensuite par un certificat médical : dans les 24 heures suivant l'hospitalisation, avant le 15e jour, puis, tous les mois.

L'hospitalisation d'office

Cette procédure se fait dans tous les cas qui compromettent l'ordre public ou la sécurité des personnes, par décision du préfet (ou plus rarement du maire de la commune), sur la base d'un certificat médical déclarant l'obligation d'une hospitalisation immédiate. Le suivi de l'hospitalisation est identique à celui de l'hospitalisation à la demande d'un tiers, sauf en ce qui concerne le maintien ou le lever de l'hospitalisation d'office : le préfet statue par un arrêté préfectoral pour chaque certificat envoyé.

La protection des biens des incapables majeurs

Il s'agit d'un ensemble de dispositions législatives qui ont pour but de protéger les biens des personnes reconnues incapables de le faire, du fait de leurs troubles mentaux ou physiques.

Trois régimes de protection

La sauvegarde de justice

Action temporaire, soumise au contrôle du procureur de la République et du juge des tutelles, elle conserve l'ensemble des droits civils du patient, mais contrôle si ces actes juridiques ne sont pas susceptibles de le léser. Dans ce cas, la sauvegarde de justice protège le patient en annulant de tels actes juridiques (vente de maison à vil prix, cessions de biens non justifiées, prêt d'argent excessif, etc.).

La curatelle

Il s'agit d'une décision qui entraîne une incapacité civile partielle avec nomination d'un curateur par le juge des tutelles. Ainsi, les actes juridiques importants doivent passer par l'assistance du curateur (vente, achat d'un bien important).
Le patient sous curatelle conserve cependant une partie de ses droits civiques.

La tutelle

Cette décision entraîne une incapacité civile totale du patient. Le juge des tutelles nomme un tuteur qui représente le patient pour **tous** les actes de la vie civile (gestion de l'argent, prêt, achat, chèque, perception de salaire, etc.).
Le patient mis sous tutelle perd ses droits civiques et politiques.

Cas concrets PSYCHIATRIE

Tous les commentaires sur la méthodologie de correction sont écrits en italique.
Les questions se décomposent en deux catégories : questions de mémorisation-compréhension et questions d'analyse et de synthèse. Afin de permettre à l'étudiant(e) d'opter pour le type de réponses correct et de choisir la méthodologie adéquate de réflexion, les corrigés des trois premiers cas concrets suivent ce découpage (pages 29 à 51). Pour appliquer progressivement la méthodologie, le cas concret n° 1 est volontairement simplifié par rapport à un cas concret type DE.

CAS CONCRET N° 1 — Sujet

Présentation globale, le 3/11/2000 au matin

Monsieur Jean est atteint de troubles schizophréniques. Il est hospitalisé le 1/11/2000 à 9 heures, dans votre unité de psychiatrie. Il est célibataire et sans enfant. Il mesure 1,83 m et pèse 82 kg. Apyrétique il a des pulsations à 110/min.
Grand fumeur, il présente une tenue vestimentaire très négligée.

État clinique à l'arrivée

Agitation psychomotrice très marquée. Propos délirants, presque permanents, sur des thèmes de possession. Très anxieux, impatient et subagressif, il ne veut pas rester dans le service.

Observation du médecin (Dr Paul) à l'entrée le 1/11/2000

M. Jean, âgé de 27 ans, est le dernier enfant d'une fratrie de deux. Ses parents divorcent quand il a 18 mois. Il vit seul avec sa mère et a des contacts épisodiques avec sa grand-mère paternelle. M. Jean a arrêté ses études à l'âge de 22 ans. Sa mère le décrit comme un enfant solitaire, qui restait très souvent dans sa chambre. Vers 16 ans son comportement change, il devient taciturne, hostile et peu communicatif. Il essaie par deux fois de frapper sa mère avec violence.

M. Jean est hospitalisé une première fois à 21 ans pour un état délirant. Un traitement par neuroleptiques est mis en place. Il a eu, il y a deux jours, un accident de voiture sans gravité. Il l'explique par une force surnaturelle qui lui en veut.
Ce jour à l'arrivée, on note un état délirant, un regard fixe, une grande instabilité, des propos incohérents. Il évoque des sensations de modifications corporelles : « On m'a coupé en deux, la partie du haut va sauver le monde. » Méfiant, il ne tient pas en place. M. Jean souffre d'un diabète de l'adolescence non insulino-dépendant et simplement traité par un régime approprié.

Dates	Médecin	Prescriptions médicales	Relever infirmier
01/11/2000	Dr Paul	*Haldol* : 15 mg/24 h (IM) : 5 mg à 8 h, 13 h, 18 h. *Largactil* : 75 mg/24 h (IM) : 25 mg à 8 h, 13 h, 18 h. *Hept-A-Myl* : 1 ampoule de 2 mL (IM) à chaque injection d'*Haldol* ou si TA < 10. En cas d'agitation psychomotrice très importante : *Nozinan* : 60 gouttes. Prévoir inscription au groupe de « paroles et dessins ».	

Transmissions infirmières

01/11/2000 : jour	Arrivé vers 9 heures. Ne tient pas en place, propos délirants, attitude boulimique. Se calme après l'injection de 13 heures (*Haldol*).
01/11/2000 : nuit	Accepte difficilement d'aller se coucher. Altercation et menaces avec un autre patient vers 03 heures. Dort très peu.
02/11/2000 : jour	Arpente tout le service. Toujours des propos délirants. Jette son repas sur le sol et agressif envers le personnel. Accepte très mal les injections. Refuse toujours de se laver.
02/11/2000 : nuit	Nuit agitée. Appel de l'interne : a reçu 60 gouttes de *Nozinan*. S'endort vers 5 h 30.

QUESTIONS

1. Donner la définition de la schizophrénie et ses conséquences.
2. Définir les mesures légales pour l'hospitalisation à la demande d'un tiers.
3. Expliciter un diagnostic infirmier pour M. Jean (objectifs et actions).
4. Le risque majeur lors d'un traitement par neuroleptiques est le syndrome malin : le définir.
5. Citer quatre causes et quatre signes cliniques de l'hypoglycémie.
6. À la lecture du cas concret, décrire vos actions relevant du rôle prescrit pour ce jour 3/11/2000.

CAS CONCRET N° 1 Corrigé

Les questions se décomposent en deux catégories.

1. Questions de mémorisation-compréhension (questions 1, 2, 4 et 5)

Le corrigé renvoie aux points 1 et 7 dans les « bons réflexes » du guide méthodologique, pages 5 et 10.

QUESTION 1 – *Schizophrénie : définition et conséquences*

La schizophrénie fait partie de la famille des psychoses. Affection mentale grave, elle est constituée par quatre syndromes :
• le syndrome délirant : ensemble d'idées fausses auxquelles le sujet attache une foi absolue et non influençable. Un des thèmes les plus fréquents est celui de la dépersonnalisation (sentiment de transformation corporelle) ;
• le syndrome déficitaire : appauvrissement de la vie intellectuelle et sociale (discours pauvre, attention diminuée, perte d'intérêt), appauvrissement de la vie affective (manque d'initiative, froideur, distance) ;
• le syndrome dissociatif : perte de la logique, néologismes, comportements inadaptés ou propos contradictoires, réactions émotives inappropriées et imprévisibles, propos hachés et sans déroulement logique, etc. ;
• le syndrome autistique : retrait social très important, repli sur soi, tendance à l'isolement, l'enfermement, etc.

Points clés

- Les réponses sont listées de façon claire.
- Les conséquences de la schizophrénie sont associées de façon logique aux syndromes.
- Il est inutile de lister les autres psychoses : cela n'est pas demandé (perte de temps), de même donner une définition générale de la psychose est superflu.

QUESTION 2 – *Hospitalisation à la demande d'un tiers*

Les mesures légales de cette hospitalisation :
• elle est réalisée à partir d'une demande manuscrite faite par un proche, membre de la famille ou ami ;
• un premier certificat médical d'un médecin doit déclarer que le patient nécessite une hospitalisation. Ce médecin doit satisfaire à des conditions d'indépendance par rapport au demandeur de la démarche ;
• un deuxième certificat médical doit contenir les mêmes indications que le premier. Il est établi par un autre médecin ;
• le contrôle et le maintien ou non de l'hospitalisation se fait ensuite par certificats médicaux successifs : un dans les 24 heures suivant l'hospitalisation, puis un autre avant le 15e jour, puis tous les mois.

Points clés

- Les réponses sont présentées sous forme de liste chronologique : gain de temps et plus de clarté.
- L'erreur est d'expliquer en quoi consistait l'hospitalisation à la demande d'un tiers (hospitalisation qui se fait le plus souvent en dehors du consentement du patient), car cela n'est pas demandé dans la question.

QUESTION 4 – *Syndrome malin sous neuroleptiques*

Le traitement par neuroleptiques entraîne le plus souvent les symptômes suivants :
- syndrome extrapyramidal : akinésie, tremblements des extrémités, raideurs corporelles ;
- sécheresse de la bouche, constipation, troubles de l'accommodation, somnolence ;
- allergies cutanées ;
- prise de poids.

Toutefois, en cas de surdosage important, le pronostic vital peut être mis en jeu par l'apparition d'un syndrome malin :
- hyperthermie brutale et majeure ;
- troubles respiratoires importants ;
- pâleur extrême ;
- signes de choc vital : tachycardie, perte de conscience, etc.

Points clés

- Les réponses sont concises.
- Il est inutile de lister les grandes familles de neuroleptiques et leurs actions (perte de temps).

QUESTION 5 – *Hypoglycémie : causes et signes cliniques*

Quatre causes de l'hypoglycémie :
- surdosage de l'insuline ou surdosage des hypoglycémiants oraux ;
- erreur diététique (repas tardif, insuffisant, abstinence) ;
- activité physique inhabituelle ;
- injection de l'insuline dans une zone soumise à une activité physique importante ;
- ingestion d'alcool ;
- bain trop chaud après injection d'insuline.

Quatre signes cliniques :
- modifications du comportement (agressivité, apathie, troubles de la conscience) ;
- sueurs ;
- troubles visuels ;
- tremblements ;
- sentiment de fatigue extrême ;
- sensation de faim douloureuse ;
- perte de conscience.

Points clés

- Les réponses suivent les recommandations de la question et sont présentées sous forme de liste.
- Le corrigé présente plus de quatre bonnes réponses, la présentation de quatre étant amplement suffisante, puisqu'il s'agit des consignes.
- L'erreur aurait été :
  – d'expliquer le mécanisme du diabète ;
  – de donner les principes du traitement, ses risques, etc.
  Tout cela n'est pas demandé.

2. Questions d'analyse et de synthèse (questions 3 et 6)

Le corrigé renvoie aux « bons réflexes » dans le guide méthodologique, pages 5 à 13.

QUESTION 3 – *Diagnostic infirmier pour M. Jean (objectifs et actions)*

« Risque élevé de violence envers soi ou les autres lié à son état délirant et se manifestant par une agitation psychomotrice, de l'agressivité »

Il s'agit d'un **diagnostic potentiel**.

Points clés

- Le diagnostic prioritaire est ciblé en fonction des remarques faites par l'équipe infirmière : agressivité, instabilité, refus violent du repas, nuit agitée nécessitant un apport de neuroleptique fortement sédatif, etc. Le choix d'un diagnostic infirmier demande une lecture attentive des données, mais les éléments indiquant ce choix sont toujours présents dans le texte. Presque toujours, la simple lecture des données permet faire le choix du diagnostic prévalent.
- Il faut préciser si le diagnostic est **réel ou potentiel**.
- Un diagnostic infirmier qui porterait sur l'hygiène déficiente de M. Jean (constatée par l'équipe), s'il est valide, n'est pas prioritaire pour l'instant. De façon évidente, M. Jean, délirant, ne serait pas accessible à un travail sur sa toilette et son aspect vestimentaire.

Objectifs de soins associés au diagnostic

M. Jean manifestera une attitude moins agressive.
M. Jean viendra trouver l'équipe de soins quand il se sentira agressif.

Points clés

- Les objectifs sont clairs et chacun ne porte que sur un seul sujet.
- Le résultat attendu est décrit en termes de comportement.
- Les objectifs sont centrés sur le risque majeur de M. Jean, c'est-à-dire ses risques de violence constatés par les transmissions infirmières.

Actions de rôle propre associées au diagnostic

Les actions décrites ci-dessous servent l'atteinte des deux objectifs cités :
• l'équipe doit savoir identifier les critères de dangerosité (discours, menaces, gestes, etc.) ;
• contrôler la colère de M. Jean sans réagir de façon agressive ;
• repérer les moments de calme de M. Jean pour entamer le dialogue ;
• pratiquer des encouragements positifs quand M. Jean réussit à se contrôler ;
• maintenir autour de lui une ambiance calme, voire isolée ;
• assurer sa sécurité et celle des autres en lui enlevant tout objet dangereux et en exerçant une surveillance attentive.

Points clés

- Les actions citées ne font partie que du rôle propre infirmier.
- Ces actions sont centrées sur le maintien de la sécurité, donc sur le thème principal des objectifs de soins du diagnostic infirmier. Elles sont réalistes.

QUESTION 6 – *Actions relevant du rôle propre prescrit pour le 3/11/2000*

Définir le problème majeur de santé de M. Jean

« Problème de prise en charge d'une schizophrénie, se manifestant par une agitation psychomotrice et des propos délirants. »

Points clés

- Les éléments sont issus de la lecture du texte du cas concret : il s'agit du diagnostic médical pour le problème et des transmissions infirmières pour les manifestations.
- Il s'agit d'un problème réel.
- ⚠ L'erreur serait d'identifier l'agitation ou les délires comme un problème, alors qu'ils ne sont qu'une manifestation de la schizophrénie.

Définir mes objectifs de soins (rôle prescrit)

« Appliquer dans les meilleurs délais les prescriptions médicales. »

Points clés

- L'objectif est défini en fonction des prescriptions médicales.
- ⚠ L'erreur serait de mettre en avant la prise en charge relationnelle et la communication. M. Jean est délirant et donc n'est pas accessible à un raisonnement. L'objectif prioritaire est de faire cesser le délire et l'agitation, que seul le traitement neuroleptique (et correcteur) pourra réaliser.

Décrire mes actions de soins liées à cet objectif

Le descriptif des actions se fait par l'analyse des prescriptions médicales.

Application du traitement :

Traitement	Famille	Effets attendus	Mode	Effets indésirables
Haldol : 5 mg à 8 h, 12 h et 18 h.	Halopéridols : neuroleptique d'action sédative et antidélirante.	Diminution de l'agitation psychomotrice. Atténuation des propos délirants. Diminution de l'agressivité.	Intramusculaire à réaliser de façon aseptique et non agressive.	**Syndrome extrapyramidal** (tremblements des extrémités, raideurs corporelles). **Troubles neurovégétatifs** (sécheresse de la bouche, constipation, hypotension orthostatique, asthénie, rétention urinaire, troubles de l'accommodation). Allergies cutanées. Apparition du syndrome malin des neuroleptiques.
Largactil : 75 mg à 8 h, 12 h et 18 h.	Chlorpromazine : neuroleptique, action sédative, anticholinergique et antidélirante.	Diminution de l'agitation psychomotrice. Atténuation des propos délirants, avec prise en compte plus élevée des éléments de réalité. Diminution des raptus agressifs.	Idem.	Idem.
Nozinan : 60 gouttes si agitation importante.	Lévomépromazine : neuroleptique, action sédative et antidélirante.	Idem.	Solution buvable.	Idem.
Hept-A-Myl : 1 ampoule à 8 h, 12 h et 18 h.	Heptaminol : analeptique cardio-vasculaire, augmentation de la force contractile du myocarde. Correction de l'effet hypotenseur des neuroleptiques.	Maintien de la pression artérielle dans les limites de la normale. Effectuer une prise de pression artérielle 3 fois par jour.	Intramusculaire à réaliser de façon aseptique et non agressive.	Risque d'hypertension, céphalées, rougeurs du visage.

Points clés

- Les traitements médicamenteux sont décrits de façon complète : la famille, les effets, les risques, les doses, les surveillances et l'évaluation des résultats.
- Il faut penser à préciser de façon synthétique le mode d'administration, ici une intramusculaire. M. Jean est réticent aux injections, il faut préciser que l'IM est réalisée de façon la moins agressive possible.

L'inscription au groupe « paroles et dessins » :

- contacter les responsables du groupe ;
- présenter avec patience et empathie le groupe au patient ;
- établir un planning de participation.

Point clé

- Pour les éléments de réponse de cette action, l'accent est mis sur l'organisation, plus que sur la relation. M. Jean délirant et agressif devra attendre les effets de son traitement pour une prise en compte plus importante de la réalité, et donc une participation éventuelle à un groupe de travail thérapeutique.

CAS CONCRET N° 2 — Sujet

Vous travaillez dans un service de psychiatrie, dans lequel vient d'arriver Monsieur A. ce jour, 24 avril 2000.

Présentation du patient

M. A est âgé de 42 ans. Célibataire, il vit avec sa mère dans un petit village. Sans profession, il est reconnu invalide à 100 % par la COTOREP (Commission technique et de reclassement professionnel) qui lui a attribué une allocation handicapée à taux maximum. Ses ressources sont gérées par sa mère déclarée tutrice.

Antécédents médicaux

Psychose maniaco-dépressive traitée depuis 10 ans.
Traitement à l'entrée :

- *Téralithe* 250 mg : 1 comprimé 3 fois/jour ;
- *Nozinan* 100 mg : 1 comprimé 3 fois/jour ;
- *Laroxyl* 50 mg : 1 comprimé 2 fois/jour.

Histoire de la maladie

M. A souffre de troubles graves de l'humeur depuis 10 ans. Malgré le traitement, une véritable stabilisation n'a jamais été obtenue. Il alterne assez souvent des passages maniaques avec de grands accès mélancoliques.
De nombreuses hospitalisations ont été nécessaires, principalement à la suite d'accès maniaques. La dernière a eu pour conséquence la mise sous protection par tutelle de M. A. (il avait tenté d'acheter trois appartements le même jour, alors que ses revenus sont très faibles).
Sa mère décrit son fils très « abattu » depuis 5 jours, refusant de se lever, de se laver et mangeant très peu. À la visite hier du médecin de famille, celui-ci a décidé de l'hospitalisation.

Synthèse de l'hospitalisation

Observations médicales

À l'arrivée de M. A., les examens biologiques sont normaux :

- benzodiazépines : négatif ;
- tricycliques : 224 µg/L ;
- éthylémie : 0,0 g/L ;
- lithiémie : 0,8 mEq/L.

M. A est totalement mutique, regarde le sol et semble ne pas écouter ce qu'on lui dit. Le médecin pose comme diagnostic un accès mélancolique important dans le cours de sa psychose maniaco-dépressive.

De plus M. A. présente de très importants tremblements des extrémités. Le médecin diagnostique un syndrome extrapyramidal sur un épisode dépressif. Pour observation, il reconduit le traitement de M. A. à son entrée :

- *Téralithe* 250 mg : 1 comprimé 3 fois/jour ;
- *Nozinan* 100 mg : 1 comprimé 3 fois/jour ;
- *Laroxyl* 50 mg : 1 comprimé 2 fois/jour.

Auquel il ajoute :

- *Parkinane LP :* 1 comprimé matin et soir ;
- perfusion d'un litre de sérum glucosé hypertonique 10 % par jour à passer en 5 heures.

Il notifie également aux infirmières une surveillance accrue du comportement de M. A.

Observations des infirmières

Température : 37° C.
Tension artérielle : 14/9 mm de Hg.
Pouls : 70 battements/min.
Poids : 60 kg.
Taille : 1,75 m.
Ralentissement majeur de son activité motrice.
Refus de toute communication avec un regard sans expression.
Aspect vestimentaire et corporel très altéré.
Refus de s'alimenter. Accepte juste de boire mais en très petite quantité.
Peau et bouche très sèche.

QUESTIONS

1. Définir la psychose maniaco-dépressive.
2. Énoncer les principales caractéristiques cliniques :
– de l'accès maniaque ;
– de l'accès mélancolique.
3. La loi sur la protection des incapables majeurs met en place trois mesures de protection :
– les citer ;
– décrire les rôles d'un tuteur.
4. Quelles sont les modalités de la mise en place d'un traitement par lithium ?
5. Donner les signes cliniques du syndrome extrapyramidal.
6. Au regard de la situation de M. A., identifier pour les 3 jours à venir :
– les problèmes réels ou potentiels relevant du rôle sur prescription ;
– les problèmes réels ou potentiels relevant du rôle propre (identifier au moins deux diagnostics infirmiers).
7. Au regard de chaque problème énoncé à la question 6, citer les actions en les justifiant.

CAS CONCRET N° 2 — Corrigé

Les questions se décomposent en deux catégories.

1. Questions de mémorisation-compréhension (questions 1, 2, 3, 4 et 5)

Le corrigé renvoie aux points 1 et 7 dans les « bons réflexes » du guide méthodologique, pages 5 et 10.

QUESTION 1 – *Psychose maniaco-dépressive : définition*

La psychose maniaco-dépressive est une affection psychiatrique majeure qui évolue de façon caractéristique par accès cycliques avec des périodes dépressives : accès mélancolique et périodes d'exaltation à accès maniaque.

> *Point clé*
>
> • La réponse doit être synthétique car les explications cliniques sont demandées à la question 2.

QUESTION 2 – *Accès maniaque et accès mélancolique : signes cliniques*

Signes cliniques de l'accès maniaque	Signes cliniques de l'accès mélancolique
Agitation psychomotrice extrême.	Grande inhibition psychomotrice.
Propos délirants.	Thèmes d'incurabilité.
Logorrhée importante.	Perte totale des centres d'intérêt.
Activités multiples et inconstantes.	État dépressif majeur.
Perte du sommeil.	Risque suicidaire très important.
Comportement social inadapté.	

> *Point clé*
>
> • Il est préférable d'opter pour une présentation en tableau afin de mieux souligner l'opposition des deux états et pour gagner en clarté.

QUESTION 3 – *Protection des incapables majeurs*

Il existe trois mesures de protection des incapables majeurs :
• la sauvegarde de justice ;
• la curatelle ;
• la tutelle.

Le tuteur représente le patient pour tous les actes de la vie civile ; il a les rôles suivants :
- il perçoit les revenus ;
- il gère les revenus et les utilise pour l'entretien et le traitement de la personne ;
- il s'acquitte des obligations alimentaires du majeur protégé (s'il y a lieu) ;
- il dépose l'excédent de l'argent sur un compte agréé ;
- il rend compte de sa gestion au juge des tutelles ;
- il donne son accord ou non pour tous les actes de la vie civile.

Points clés

- L'erreur est de décrire l'ensemble des trois régimes, même succinctement, alors que ce n'est pas demandé.
- Il ne faut également pas détailler les modalités d'établissement des régimes (perte de temps).
- Une présentation synthétique (non littéraire) est retenue car cela fait référence à des textes législatifs.

QUESTION 4 – *Traitement par lithium*

Les modalités de la mise en place d'un traitement par le lithium sont les suivantes :
- examen clinique médical préalable pour la recherche de contre-indications organiques ;
- un bilan rénal pour détecter une insuffisance rénale ;
- un ionogramme sanguin (sodium et potassium) ;
- un bilan thyroïdien (T3, T4, TSH) pour détecter une hypothyroïdie ;
- un bilan cardio-vasculaire (notamment un ECG) pour détecter des troubles de la conduction ou de la repolarisation ;
- bilan hématologique (NFS et glycémie).

Points clés

- Il faut bien lire la question : elle ne demande pas d'expliquer la raison des examens, mais seulement de les lister, il ne faut donc pas perdre de temps à les justifier.
- L'erreur est d'expliquer les effets thérapeutiques (et indésirables) du lithium, cela n'est pas demandé, ainsi que les examens de suivi du traitement.

QUESTION 5 – *Syndrome extrapyramidal : signes cliniques*

Le syndrome extrapyramidal est encore appelé syndrome de trouble parkinsonien des neuroleptiques. Ses signes cliniques sont les suivants :
- tremblements des extrémités des mains ;
- akinésie : difficulté d'élocution à type d'absence de mots ;
- raideur et hypertonie corporelle qui affectent les gestes quotidiens de la vie, la marche, etc.

Point clé

- L'erreur est de vouloir expliquer pourquoi ces troubles apparaissent (traitement par neuroleptiques), ceci n'est pas demandé.

2. Questions d'analyse et de synthèse (questions 6 et 7)

Le corrigé renvoie aux « bons réflexes » dans le guide méthodologique, pages 5 à 13.

QUESTION 6 – *Problèmes relevant du rôle prescrit et du rôle propre*

Problèmes relevant du rôle prescrit	
Problèmes réels	Psychose maniaco-dépressive en phase dépressive majeure. Syndrome extrapyramidal.
Problème potentiel	Risque suicidaire majeur. Risque de déshydratation.

Problèmes relevant du rôle propre : diagnostics infirmiers	
Diagnostics infirmiers réels	Incapacité totale à effectuer ses soins d'hygiène. Altération de la communication verbale. Déficit nutritionnel.
Déficit du volume liquidien.	Diagnostics infirmiers potentiels Risque de violence envers soi.

Points clés

- Il faut respecter les termes de la question qui demande une présentation séparée des problèmes (rôle prescrit et rôle propre).
- Cette exigence augmente la difficulté de présentation car il y a concomitance entre différents problèmes, ainsi : risque de déshydratation et déficit du volume liquidien, ou risque majeur suicidaire et risque de violence envers soi, etc. Pour éviter ce piège on choisira une présentation sous forme de tableaux.
- Il est inutile de préciser les objectifs de soins face aux problèmes cités, ceux-ci ne sont pas demandés par la question (perte de temps et risque d'erreur).
- Il aurait été irréaliste pour les diagnostics infirmiers de choisir des thèmes qui demandent des objectifs à long terme, par exemple : « altération des opérations de la pensée », « manque de connaissances », « perte d'espoir », « perturbation de l'identité personnelle », « isolement social ». En effet, la question demande l'établissement d'un plan de soins pour les trois jours à venir. Or ce type de diagnostics infirmiers n'a pas de sens en si peu de temps et ne représente pas l'urgence face à une crise dépressive majeure.

- Là encore le choix des diagnostics infirmiers se fait très simplement en lisant les données fournies par le texte :
  - « aspect vestimentaire et corporel très altéré » (transmissions infirmières) : ce constat indique à l'étudiant(e) le choix d'un diagnostic sur les soins d'hygiène ;
  - « est totalement mutique » (synthèse de l'hospitalisation), « refus de toute communication » (transmissions infirmières), etc. : ces propos imposent le diagnostic infirmier d'altération de la communication ;
  - « refus de s'alimenter », « accepte de boire mais en très petite quantité » (transmissions infirmières), « mange très peu chez lui », poids faible pour sa taille : les diagnostics de déficit nutritionnel et de déficit du volume liquidien sont logiques dans ces conditions ;
  - M. A est en pleine phase mélancolique grave, d'antécédents connus. Le risque majeur d'un tel épisode est le risque suicidaire. Le diagnostic de risque de violence envers soi est donc totalement justifié.

QUESTION 7 – *Plan de soins : problèmes ↔ actions infirmières*

Problèmes réels (rôle prescrit)

Psychose maniaco-dépressive en phase dépressive grave : appliquer le traitement psychotrope prescrit.

Traitement	Famille	Effets attendus	Mode	Effets indésirables
Nozinan 100 mg : 1 comprimé à 8 h, 12 h et 19 h.	Neuroleptique de la famille des phénotiazines.	Diminution de l'agitation psychomotrice, effet sédatif puissant.	Comprimés.	Syndrome extrapyramidal (tremblements des extrémités, raideurs corporelles). Troubles neurovégétatifs (sécheresse de la bouche, constipation, hypotension orthostatique, asthénie, rétention urinaire. troubles de l'accommodation). Allergies cutanées. Apparition du syndrome malin des neuroleptiques.
Laroxyl 50 mg : 1 comprimé à 8 h et 19 h.	Antidépresseur tricyclique.	Augmentation et stimulation du tonus psychique et de l'humeur. Propriétés sédatives et désinhibitrices.	Comprimés.	Sécheresse de la bouche, constipation, hypotension orthostatique. Troubles de la conduction cardiaque.
Téralithe 250 mg : 1 comprimé à 8 h, 12 h et 19 h.	Sels de lithium.	Régulation de l'humeur.	Comprimés.	Troubles digestifs, prise de poids. Tremblements des mains, vertiges, risque de somnolence.

Actions infirmières conjointes à l'application du traitement psychotrope :
- prise 3 fois/jour de la pression artérielle et des pulsations ;
- vérifier que le traitement est effectivement pris ;
- noter et transmettre toute modification comportementale ;
- surveiller l'apparition des effets indésirables (voir tableau ci-dessus) et notamment ne pas laisser s'installer une constipation durable ;
- assurer une présence importante auprès de M. A. ;
- détecter tous signes de syndrome malin dû aux neuroleptiques.

Syndrome extrapyramidal : appliquer le traitement correcteur.

Traitement	Famille	Effets attendus	Mode	Effets indésirables
Parkinane LP : 1 comprimé matin et soir.	Trihexyphénidyle.	Antiparkinsonien d'action anticholinergique centrale et périphérique.	Gélules.	Aucun de remarquable.

Actions infirmières conjointes à l'application du traitement correcteur :
- surveillance de la somnolence excessive, du comportement, des akinésies, des tremblements ;
- prévoir les risques de chutes lors des déplacements : présence infirmière ;
- noter toute évolution de l'état confusionnel.

Points clés

- Choisir une présentation claire pour les traitements médicamenteux, une rigueur dans la présentation évite de commettre des oublis (famille, effets, etc.)
- Les actions infirmières présentées ne doivent pas être exhaustives mais ciblées en fonction des traitements choisis par le médecin.
- Il faut toujours personnaliser une surveillance infirmière en fonction des traitements établis, ainsi ici la prévention des risques de chute lors de la marche (liés à la raideur corporelle du syndrome extrapyramidal et à l'hypotension) est un plus important, tout comme l'insistance sur les risques de constipation qui sont très communs en psychiatrie.

Problèmes potentiels (rôle prescrit)

Risque de déshydratation : actions infirmières :
- assurer la pose et le suivi de la perfusion de 1 000 mL de sérum glucosé à 10 %, 1 fois par jour sur 5 heures ;

calcul du débit : si 1 mL correspond à 20 gouttes,
1 000 mL correspondent à 20 x 1 000 = 20 000 gouttes ;
5 heures = 5 x 60 minutes = 300 minutes.
Le débit est de 20 000/300 = 66 gouttes par minute ;

- assurer une pose de la perfusion en veine périphérique et le suivi attentif de celle-ci, M. A. demandant une surveillance particulière (risque d'arrachement) ;
- vérifier plusieurs fois le retour veineux (soluté hypertonique) ;
- contrôler la diurèse et l'évolution des signes de déshydratation sur les 3 jours.

Points clés

- Il faut respecter la présentation des réponses telle qu'elle est demandée par le sujet. En effet ici l'erreur aurait été de vouloir associer dans les actions ci-dessus, celles qui font plus naturellement partie de la résolution du diagnostic infirmier **« déficit du volume liquidien ».**
- Il faut toujours préciser, en cas de perfusion, le débit de celle-ci.
- La précision sur la surveillance de la perfusion (possibilité d'arrachement par le patient) est importante dans un sujet de psychiatrie.
- Ne pas oublier les surveillances cliniques : diurèse.

Risque suicidaire majeur : actions infirmières :

- installer le patient en chambre à 2 lits pour qu'il ne soit pas seul ;
- enlever tous les objets pouvant servir à un suicide : penser notamment à la sonnette et aux cordons, aux flacons de verre (parfum), aux produits ménagers (avertir l'équipe de ménage), etc. ;
- surveiller la prise des médicaments afin d'éviter le stockage ;
- mettre en place une présence importante ;
- développer une écoute attentive, dans une ambiance calme et non agressive (prendre son temps pour les soins, user de la stimulation, etc.) ;
- encouragement à sortir de la chambre et à participer à certaines activités ;
- essayer de lui faire verbaliser ses émotions pour diminuer son anxiété.

Point clé

- Faire attention, dans un sujet de psychiatrie, à la collusion possible entre un problème médical et un diagnostic infirmier. Ici les actions face au risque suicidaire et le risque de violence envers soi sont évidemment les mêmes et relèvent principalement du rôle propre infirmier.

Diagnostics infirmiers réels

« Incapacité totale à effectuer ses soins d'hygiène » : actions infirmières :

- offrir une aide à la toilette respectueuse et sans violence ;
- valoriser tout acte d'entretien corporel ;
- effectuer un change de vêtements si besoin ;
- ne pas essayer de le mener trop rapidement à l'autonomie car son état dépressif ne le lui permet pas pour l'instant.

« Altération de la communication verbale » : actions infirmières :

- assurer une écoute attentive ;
- ne pas forcer le dialogue (un état dépressif doit dans un premier temps se respecter) ;
- savoir commenter avec douceur ses soins et ses actions auprès de M. A.

« Déficit nutritionnel » et « déficit du volume liquidien » : actions infirmières :

• stimuler sans violence ni insistance excessive M. A. pour l'alimentation et l'hydratation ;

• se renseigner sur ses goûts alimentaires ;

• assurer une présence à tous les repas ;

• mettre en place une situation contrôlée pour l'alimentation et l'hydratation : fiches de suivi ;

• assurer des transmissions précises.

Diagnostics infirmiers potentiels

« Risque de violence envers soi » : actions infirmières :
les mêmes que pour le « problème de risque suicidaire majeur » (voir plus haut).

Points clés

• Les actions infirmières en psychiatrie doivent être argumentées et sélectionnées en fonction des capacités psychiques du patient, un listing exhaustif ne veut rien dire pour le correcteur.

• Dans ce cas, il est important que les actions de stimulation (à la communication, à l'alimentation, à la toilette et à l'hydratation) soient décrites comme devant se faire en respectant l'état dépressif de M. A., sans le forcer ou exercer des pressions trop insistantes.

CAS CONCRET N° 3[7] Sujet

Vous travaillez dans un service de psychiatrie, dans lequel est hospitalisée Mademoiselle Denise, depuis 1 jour. Nous sommes le 27 mars 2000.

Présentation de la patiente

Mlle Denise est admise dans votre service après un passage par le service des urgences, suite à une tentative de suicide par phlébotomie profonde des deux avant-bras ayant nécessité la pose de plusieurs points de suture.
La patiente se présente inhibée, figée, apathique, avec un visage fatigué, triste et douloureux. Ses yeux sont cernés.
Elle parle peu. Lors de l'entretien, elle paraît abattue et pleure un peu. Elle répond lentement aux questions du psychiatre, son discours est entrecoupé de longs silences. Elle se dit très fatiguée et fait la sieste l'après-midi car elle dort mal, dit-elle. Mlle Denise évoque des sentiments de culpabilité et d'autodépréciation : « Je suis un poids pour mes parents… je suis découragée… rien ne va… à quoi ça sert de vivre… » Toutefois, Mlle Denise regrette sa tentative de suicide, en disant : « C'est une bêtise, je regrette de l'avoir fait… »
Au cours de l'entretien, elle déclare : « Mon ami vient de me plaquer… sans rien me dire avant. »
Cette femme de 23 ans, sans profession, vit chez ses parents. Elle mesure 1,70 m pour 55 kg. Elle dit « avoir peu d'appétit » et aurait perdu 10 kg en quelques semaines.

Histoire de la maladie

Il s'agit d'un second épisode dépressif grave. Le premier remonte à l'âge de 22 ans après un échec aux examens universitaires.

Prescriptions médicales

- *Anafranil* 75 mg : 1 comprimé au coucher ;
- *Tranxène* 10 mg : 1 comprimé matin et soir ;
- séances de sismothérapie à prévoir si l'état dépressif ne s'améliore pas dans les 15 jours ;
- réfection simple des pansements des poignets, tous les jours.

Observations infirmières de la journée du 26 mars 2000

Mlle Denise ne participe pas à la vie du service et ne manifeste aucune envie d'aller aux activités récréatives. Elle fume plus d'un paquet de cigarettes par jour et reste presque tout le temps couchée sur son lit. Elle parle peu, mange peu et semble très abattue et renfermée.

7. Ce cas concret n° 3 est bâti sur le modèle de cas concret du diplôme d'État.

QUESTIONS

1. Citer les éléments en faveur d'un diagnostic de dépression chez Mlle Denise.
2. Citer deux causes possibles pouvant favoriser cet état dépressif.
3. Définir les termes suivants :
   – phlébotomie,
   – sismothérapie.
4. Citer les examens nécessaires à demander pour Mlle Denise en prévision d'une éventualité de sismothérapie.
5. Énoncer, en les argumentant, les problèmes de Mlle Denise, relevant du rôle prescrit.
6. Énoncer les actions et la surveillance infirmière en lien avec les prescriptions médicales et les problèmes que vous aurez choisis à la question 5.
7. Les diagnostics infirmiers suivants sont retenus :
   – perte d'espoir,
   – perturbation des habitudes de sommeil.
   Pour ces diagnostics, proposer vos actions en les argumentant.

CAS CONCRET N° 3 — *Corrigé*

Les questions se décomposent en deux catégories.

1. Questions de mémorisation-compréhension (questions 1, 2, 3, et 4)

Le corrigé renvoie aux points 1 et 7 dans les « bons réflexes » du guide méthodologique, pages 5 et 10.

QUESTION 1 – *Dépression : signes*

Les éléments en faveur d'un diagnostic de dépression sont :

• troubles du sommeil : fatigue, yeux cernés, dort mal ;
• troubles de l'alimentation : peu d'appétit, perte de poids importante ;
• troubles du comportement : inhibition, figée, apathie, visage triste, seconde tentative de suicide, pleurs, sentiment de culpabilité et discours d'autodépréciation.

Points clés

• Afin de gagner du temps il suffit pour répondre à cette question de reprendre les termes exacts de l'énoncé, cela évitera de plus tout risque d'erreurs.
• Cette question comporte un piège, celui de confondre les signes cliniques en faveur d'une dépression et les causes de celle-ci. Les causes sont demandées à la question 2.

QUESTION 2 – *Dépression : causes*

Les causes possibles favorisant la dépression :

- situation affective d'échec : abandon de son ami ;
- échec aux examens universitaires.

Points clés

- Cette question demande une réponse synthétique, dont les termes doivent êtres directement issus du texte, comme pour la question 1.
- L'erreur aurait été de citer des causes favorisantes, certes plausibles, mais qui ne sont pas spécifiquement citées par la patiente, dans l'énoncé du texte. Par exemple le fait de ne pas avoir de travail, d'où un sentiment d'échec parce qu'elle vit encore chez ses parents.

QUESTION 3 – *Phlébotomie et sismothérapie : définitions*

Phlébotomie : incision de la paroi d'une veine.

Sismothérapie : procédé thérapeutique consistant en la création d'une crise convulsive par un courant électrique.

Point clé

- Il faut répondre aux termes exacts de la question qui ne demande qu'une définition des termes. L'erreur aurait été de vouloir expliquer, par exemple pour la sismothérapie, le déroulement du soin, le matériel nécessaire, les pathologies indiquées pour ce genre d'acte thérapeutique, etc.

QUESTION 4 – *Sismothérapie*

Les examens à prévoir en préparation d'une sismothérapie :

- consultation anesthésique ;
- électrocardiogramme ;
- électroencéphalogramme ;
- bilan sanguin : NFS, bilan de coagulation, bilan hépatique, ionogramme.

Points clés

- La question ne demande que de citer les examens, sans avoir à les justifier. Il ne faut pas perdre de temps à le faire.
- Le piège aurait été d'oublier la consultation anesthésique. Même s'il ne s'agit pas d'un « examen », cette consultation amènera l'anesthésiste à pratiquer un examen clinique et peut-être à demander un complément d'examens.

2. Questions d'analyse et de synthèse (questions 5, 6 et 7)

Le corrigé renvoie aux « bons réflexes » dans le guide méthodologique, pages 5 à 13.

Point clé

- Attention : contrairement à l'énoncé du cas concret 2, ici les questions scindent la prise en charge infirmière. Il est demandé de répondre d'abord aux problèmes traités par le rôle prescrit, puis à ceux du rôle propre. La difficulté pour l'étudiant(e) est augmentée, car il ne faut pas mélanger les actions infirmières.

QUESTION 5 – *Problèmes relevant du rôle prescrit*

Problème potentiel n° 1 : risque suicidaire important

Argumentation : la prise d'*Anafranil*, antidépresseur puissant, comporte le risque d'une levée trop rapide de l'inhibition psychomotrice de Mlle Denise, ce qui augmente le risque suicidaire.

Problème potentiel n° 2 : risques infectieux

Argumentation : les pansements de Mlle Denise comportent, comme toutes plaies, le danger d'une surinfection.

Problème réel : épisode dépressif

Argumentation : voir les éléments de réponse fournis à la question 1.

Points clés

- Attention dans ce cas, les problèmes potentiels sont les plus importants.
- Le piège de cette question aurait été d'identifier le risque suicidaire comme lié à l'épisode dépressif. Le texte dit clairement que Mlle Denise regrette son geste. De plus le passage à l'acte qu'elle vient de faire, associé à son état actuel d'inhibition, ne fait pas redouter une nouvelle tentative suicidaire. En revanche le traitement antidépresseur représente, lui, la plus grande étiologie de ce risque.
- Dans le cas de pansements en cours de traitement, il ne faut jamais oublier de citer le risque infectieux.

QUESTION 6 – *Actions infirmières liées au rôle prescrit*

Administration du traitement prescrit

Traitement	Famille	Effets attendus	Mode	Effets indésirables
Anafranil 75 mg : 1 comprimé au coucher.	Tricycliques.	Antidépresseur. Levée de l'état dépressif et de l'inhibition psychomotrice.	Comprimés.	Sécheresse de la bouche, constipation, hypotension, léger tremblement. Lever trop brutale de l'inhibition (risque suicidaire).

Traitement	Famille	Effets attendus	Mode	Effets indésirables
Tranxène 10 mg : 2 comprimés par jour.	Benzodiazépines.	Anxiolytiques. Myorelaxant. Induction du sommeil.	Comprimés.	Somnolence. À long terme dépendance physique et psychique.

Actions infirmières conjointes à l'application du traitement :
• surveillance des effets secondaires : prise régulière des paramètres, et observation de l'état d'inhibition de la patiente ;
• faire attention à la dissimulation des comprimés lors des prises médicamenteuses, pour éviter tout stockage ;
• noter l'évolution de l'humeur de Mlle Denise : comportement, vie dans le service, participation, et surtout déceler précocement toute agitation psychomotrice trop brutale qui marquerait une levée de l'inhibition trop rapide.

Réfection des pansements

• Assurer une réfection aseptique des pansements des poignets : matériel stérile, détersion correcte de la plaie et pansement occlusif. Attention à ne pas laisser traîner les flacons d'antiseptiques (risque suicidaire) ;
• surveiller tout signe d'infection : aspect de la plaie, rougeur, douleur, suintement, œdèmes. Prise de température 1 fois par jour.

Points clés

• Comme souvent en psychiatrie, il faut penser à évoquer le risque de stockage des médicaments.
• Le risque suicidaire étant présent, il ne faut pas oublier de mentionner des précautions particulières lors de l'utilisation des liquides antiseptiques.

QUESTION 7 – *Diagnostics infirmiers*

« Perte d'espoir »

Actions infirmières :
• tenter d'établir une relation thérapeutique avec Mlle Denise : écoute active ;
• expliquer en détail toutes les interventions et les effets du traitement ;
• aider la patiente à verbaliser ses sentiments, ses peurs, ses doutes ;
• essayer d'intégrer la patiente à la vie du service ;
• valoriser toute tentative de prise de position ;
• inciter Mlle Denise à augmenter ses activités physiques ;
• en cas de prise de décision à effectuer : choix d'un planning, décision d'activités, etc. : ne pas laisser la patiente seule et l'aider à mener sa réflexion en valorisant ses décisions.

« Perturbations des habitudes de sommeil »

Actions infirmières :

• évaluer la réalité de la perturbation du sommeil ;

• établir, en accord avec la patiente, des règles d'hygiène du sommeil (coucher à heure régulière, pas trop de sommeil diurne, etc.)

• effectuer une préparation au sommeil (techniques de relaxation, etc.) ;

• établir un climat non stressant pour le coucher (accompagnement, discussion, etc.).

Points clés

- Il ne faut pas perdre de temps à vouloir écrire les diagnostics infirmiers en entier (ex : « perte d'espoir » liée à… et se manifestant par…), ceci n'est pas demandé.
- Vu l'état d'inhibition de Mlle Denise, les actions choisies doivent être réalistes. Ainsi pour le diagnostic « perte d'espoir », les actions infirmières ciblées se contentent dans un premier temps de laisser à la patiente la possibilité d'émettre des choix et des avis. Des actions plus précises, par exemple, établir avec Mlle Denise un planning de vie institutionnelle, n'ont pas de sens en début d'hospitalisation.
  Pour ce même diagnostic, les actions ciblées utilisent donc des verbes modérés : essayer, inciter, aider, etc.
- Les modes d'évaluations des actions entreprises ne sont pas demandées. Il ne faut pas perdre de temps à vouloir les citer.

CAS CONCRET N° 4[8] Sujet

Vous êtes infirmier(e) dans un service de psychiatrie adulte qui accueille Mademoiselle G.

Présentation de la patiente

Mlle G. âgée de 24 ans est une étudiante brillante en faculté de mathématiques. Mince, elle présente un visage tendu, anxieux. Plutôt réservée, elle accepte pourtant facilement le dialogue avec les infirmières.

Histoire de la maladie

Les premiers troubles obsessionnels sont apparus vers l'âge de 22 ans. D'abord discrets, ils ont pris en ampleur, au point que Mlle G. a du arrêter ses études, car elle ne sort plus de chez elle depuis 6 mois (elle vit chez ses parents). « J'ai peur de me contaminer les mains », déclare t-elle. D'après la mère, sa fille passe actuellement plus de 3 heures par jour dans la salle de bains. Quand l'interne la questionne, Mlle G. déclare ne se laver que les mains pendant tout ce temps, ne faisant que peu ou pas du tout le reste de sa toilette corporelle. « J'ai toujours l'impression qu'il reste des microbes sur les mains. » Elle tient toujours ses mains légèrement en l'air pour ne rien toucher, et ouvre les portes en les poussant avec ses avant-bras. Elle verbalise un sentiment d'impuissance par rapport à ses rites (Mlle G. se lave les mains à peu près une cinquantaine de fois par jour, refuse de serrer la main, et chaque fois qu'elle doit toucher quelque chose, elle retourne immédiatement à la salle de bains pendant au moins une 1/2 heure). « Je sais que c'est ridicule, j'ai honte, mais je n'y peux rien… »
Elle présente une psychasthénie modérée, ainsi qu'une anxiété marquée.
À l'examen clinique, on observe :

- une infection cutanée bactérienne du dos liée à un déficit d'hygiène corporelle ;
- la peau des mains est rouge, entamée par endroits et douloureuse ;
- des brûlures mictionnelles depuis une semaine. L'examen direct effectué montre une infection urinaire.

L'interne pose le diagnostic de névrose obsessionnelle et fait les prescriptions suivantes :

- *Lexomil :* 1/2 comprimé 2 fois par jour ;
- *Valium* 10 mg : une ampoule dans un sérum glucosé isotonique de 250 mL à passer en 1 heure, le matin ;
- *Tofranil* 10 mg *:* 1 comprimé le matin ;
- désinfection du dos par *Hexomédine transcutanée :* 2 fois par jour ;
- *Noroxine 400* (antibiotique urinaire) : 2 comprimés par jour ;
- contrôle des temps de toilette.

8. Ce cas concret n° 4 est bâti sur le modèle de cas concret du diplôme d'État.

QUESTIONS

1. Proposer une définition de la névrose obsessionnelle. D'après les données du texte, citer des éléments chez Mlle G. allant dans le sens de cette pathologie.
2. Définir les grandes lignes de la psychanalyse et en opposition celles de la théorie comportementaliste.
3. Il existe six mécanismes principaux de protection d'une personne, face à une agression névrotique, en citer au moins quatre, en les définissant.
4. Énoncer les problèmes réels ou potentiels de Mlle G.
5. Pour les problèmes choisis, expliciter les actions infirmières.
6. Établir un plan de soins infirmiers pour Mlle G.

CAS CONCRET N°4 — Corrigé

Questions de mémorisation-compréhension (question 1, 2 et 3).

Questions d'analyse et de synthèse (questions 4, 5 et 6) : contrairement au cas concret n° 3, on demande dans ce cas de traiter de façon groupée les rôles prescrits et propres de l'infirmier(e).

QUESTION 1 – *Névrose obsessionnelle : définition*

Les névroses regroupent un ensemble de troubles mentaux ayant des répercussions physiques, psychiques et comportementales. Le sujet a conscience de ses troubles (à la différence des psychoses), il garde le contact avec la réalité, mais il se trouve assujetti à l'expression de ces troubles et de leur caractère impérieux.
La névrose obsessionnelle associe :
- un caractère obsessionnel : personnalité rigide, organisée, ambivalente dans ses choix, peur du changement ;
- des symptômes constitués d'obsessions et de rites : ils sont évoqués de façon consciente, mais le sujet ne peut pas les neutraliser, ils s'accompagnent le plus souvent d'un sentiment de honte et de peur. Leur caractère incontournable s'impose au sujet qui en souffre.

Les éléments signant cette pathologie dans le texte proposé :
- lavage intempestif des mains : plusieurs heures par jour et plusieurs fois ;
- caractère invalidant des rites : Mlle G. a dû arrêter ses études ;
- conscience de l'obsession : « Je sais que c'est ridicule... » ;
- psychasthénie et anxiété.

Points clés

- Bien que la question ne demande que la définition de la névrose obsessionnelle, il faut avant cela resituer le cadre général des névroses.
- Le danger dans ce genre de question est de se perdre dans les détails. Décrire une pathologie, dans un cas concret, demande un esprit synthétique et une réponse concise. L'étudiant(e) doit toujours préférer une réponse sous forme de liste ou de points significatifs, afin de ne pas perdre de temps.

QUESTION 2 – *Psychanalyse et théorie comportementaliste*

La théorie psychanalytique	La théorie comportementaliste
Née des travaux de Freud.	École issue de plusieurs courants de pensée.
Donne un rôle majeur à la période de l'enfance pour expliquer la construction de l'appareil psychique d'un individu.	
Explique le développement du psychisme par différentes étapes successives : stade oral, stade anal, stade phallique et enfin le conflit œdipien.	Notre comportement serait dû à une suite d'apprentissages progressifs que l'on acquiert au fur et à mesure.
Les pathologies psychiatriques sont explicitées par des conflits inconscients entre les trois pôles du psychisme : le Ça, le Moi et le Surmoi.	La personnalité et ses troubles seraient la conséquence d'un véritable conditionnement dû à l'apprentissage de conduites et les réactions (social, affectif, intellectuel, etc.).
Elle travaille principalement sur l'inconscient de la personne.	Elle travaille principalement sur les phénomènes conscients, en proposant un déconditionnement des mauvais apprentissages, pour acquérir une nouvelle conduite adaptée.

Point clé

- Le piège de cette question réside dans la longueur possible de la réponse. En lisant attentivement les termes, l'énoncé propose une solution : «...les grandes lignes... et en opposition... ». Il faut donc opter pour une présentation en tableau afin d'être concis et surtout pour guider la réflexion. Les grandes lignes pour une théorie étant écrites, il suffit de placer en face les éléments de l'autre théorie, en opposition aux premiers. Cela donne clarté, concision à la réponse et surtout permet de ne rien oublier.

QUESTION 3 – *Mécanismes de protection*

Le corrigé propose les six mécanismes possibles de protection, mais attention, le texte n'en demandait que quatre.

Mécanismes	Argumentation
Le refoulement	Mécanismes de rejet ou d'oubli d'un moment douloureux ou d'un désir jugé comme dangereux.
Le déplacement	Mécanismes de transferts de sentiments d'une personne ou d'un objet sur un autre.
La sublimation	Déplacements de désirs inconscients non acceptés par la société et la morale, vers d'autres actions socialement acceptées.
La régression	Retour a des formes infantiles pour exprimer un affect.
La projection	Attribution à une autre personne de désirs perçus par soi-même comme inacceptables.
L'identification	Identification d'un sujet à un autre, pour modifier sa personnalité.

Points clés

- Comme pour la question 2, il ne faut pas tomber dans le piège d'une réponse trop littéraire, et donc trop longue. Là encore il faut préférer une présentation sous forme de tableau.
- Ce genre de question est difficile, car elle fait appel à un rendu intégral de cours. En cas d'oubli des définitions littérales, plutôt que de ne rien mettre, l'étudiant(e) doit mettre des exemples « illustrant » les définitions afin de ne pas perdre tout le bénéfice de cette question. Exemples :
  – Le refoulement/exemple : oubli d'un moment pénible.
  – La sublimation/exemple : la pratique du sport pour canaliser l'agressivité.
  – La projection/exemple : un échec scolaire attribué aux mauvais cours des enseignants.
  – La régression/exemple : un adulte qui fait un caprice d'enfant pour un événement mineur.

QUESTION 4 – *Problèmes réels ou potentiels*

Problèmes de santé de Mlle G.
Névrose obsessionnelle Problème réel/rôle prescrit
Infection bactérienne cutanée Problème réel/rôle prescrit
Infection urinaire Problème réel/rôle prescrit
Atteinte à l'intégrité cutanée des mains liée à des rites obsessionnels et se manifestant par des mains entamées et douloureuses Diagnostic infirmier réel

Problèmes de santé de Mlle G.

Incapacité partielle à se laver liée à des troubles obsessionnels et se manifestant par une négligence de la toilette corporelle complète
Diagnostic infirmier réel

Sentiment d'impuissance liée à une perte de pouvoir (conséquence de sa névrose) se manifestant par un sentiment de culpabilité et de l'anxiété
Diagnostic infirmier réel

Points clés

- Les intitulés des problèmes liés au rôle prescrit sont directement issus de la lecture du texte de l'énoncé.
- Pour l'atteinte à l'intégrité cutanée du dos (infection), l'étudiant(e) ne retient pas de diagnostic infirmier (celui-ci sera réservé à l'atteinte de la peau des mains). En effet la prise en charge de ces lésions fait principalement appel au rôle prescrit.
- Les diagnostics infirmiers sont formulés de façon correcte : « problème lié à une cause et se manifestant par… ».
- La difficulté de la question est de ne pas découper trop artificiellement les problèmes de Mlle G. afin de les classer en diagnostics infirmiers ou problèmes médicaux. En psychiatrie surtout, il y a des liens très forts entre les actions prescrites et le rôle propre qui va en découler.
- Le choix des diagnostics infirmiers dans cet énoncé est difficile car il peut y en avoir beaucoup. Confronté à cette difficulté, l'étudiant(e) doit toujours relire attentivement l'énoncé, afin de relever les mots clés qui l'aideront dans son choix. Dans ce cas concret, les termes : « J'ai honte, mais je n'y peux rien… », montrent un fort sentiment d'impuissance et de culpabilité, l'anxiété et la psychasthénie sont signalées deux fois. Tous ces éléments orientent vers un diagnostic de « sentiment d'impuissance ».
- Un problème est mis en avant par le texte, celui de la négligence de la toilette corporelle (déclarations de la mère, infection cutanée, etc.), un diagnostic infirmier portant sur la toilette s'impose.
- Le problème du lavage excessif des mains est constant dans l'énoncé (mains lésées, rouges, etc.), le diagnostic d'altération cutanée est ainsi choisi.
- S'orienter vers des diagnostics infirmiers plus complexes, « stratégie d'adaptation inefficace » ou « conflit décisionnel », ou encore « perturbation de l'image de soi », peut être valide dans le cas de Mlle G., mais le texte ne comporte pas clairement les éléments permettant de les justifier.
- Choisir le diagnostic infirmier « anxiété », aurait été une erreur. Celle-ci n'est qu'une manifestation du problème d'impuissance liée aux rites impérieux de Mlle G.

QUESTION 5 – *Actions infirmières*

La névrose obsessionnelle

Dispenser le traitement :

Traitement	Famille	Effets attendus	Mode	Effets indésirables
Lexomil : 1/2 comprimé 2 fois par jour.	Benzodiazépines.	Anxiolytique.	Bâtonnets.	Baisse de la vigilance. Hypotension. Risque d'accoutumance.
Valium 10 mg : 1 ampoule dans 250 cc de sérum glucosé isotonique à passer en 1 heure.	Benzodiazépines.	Anxiolytique.	Assurer une pose aseptique de la perfusion. Surveillance pendant le temps de passage (reflux sanguin). Débit : 83 gouttes/min.	Baisse de la vigilance. Hypotension. Risque d'accoutumance.
Tofranil 10 : 1 comprimé par jour.	Tricycliques.	Antidépresseur.	Comprimés.	Sécheresse de la bouche, constipation, hypotension, léger tremblement. Lever trop brutale de l'inhibition.

Actions infirmières conjointes à l'application du traitement :
- lors des prises médicamenteuses, vérifier qu'il n'y a pas de stockage ;
- noter la tolérance au traitement ;
- surveiller les constantes ;
- transmettre toute modification dans le comportement : diminution ou renforcement des rites de lavage des mains, évolution de l'état anxieux.

Points clés

- L'utilisation d'un tableau permet une présentation synthétique, complétée par la rubrique « actions infirmières conjointes ».
- ! En cas de perfusion, toujours penser à indiquer le débit de celle-ci, ainsi que la vérification du reflux sanguin.
- ! Les transmissions infirmières portant sur les effets majeurs attendus du traitement (baisse de l'anxiété et de la fréquence des rites) doivent être clairement précisées.

Infection bactérienne cutanée

Traitement	Famille	Effets attendus	Mode	Effets indésirables
Hexomédine transcutanée.	Chlorhexidine.	Antiseptique, antibactérien à usage externe.	Application 2 fois par jour sur la région du dos, sur peau propre et lavée, à l'aide d'une compresse stérile.	Allergies possibles.

Actions infirmières conjointes à l'application du traitement :

• noter toute évolution de l'infection cutanée : évolution des lésions ;

• profiter de cet acte infirmier, pour expliquer à Mlle G. les risques d'une toilette mal faite. Le passage de l'*Hexomédine* devant se faire sur une peau propre et lavée, cela sera un excellent moyen de débuter une relation autour de la toilette avec Mlle G. qui normalement ne se lave que très peu.

Points clés

• Comme pour tout soin infirmier, indiquer de façon claire et synthétique les étapes majeures de sa réalisation (points importants et significatifs). Dans cet exemple : application sur peau propre, avec une compresse stérile.

• Dans un cas concret de psychiatrie, il faut toujours penser si un acte de soin dit « technique » ne peut pas avoir également une portée dans un travail thérapeutique avec le patient. C'est le cas ici, où l'application du traitement cutané offre une excellente entrée en matière pour tout ce qui touche la toilette corporelle de Mlle G.

Infection urinaire

Traitement	Famille	Effets attendus	Mode	Effets indésirables
Noroxine 400 mg : 2 comprimés par jour.	Norfloxacine.	Antibactérien urinaire.	Comprimés.	Troubles digestifs (rares).

Actions infirmières conjointes à l'application du traitement :

• surveiller les prises médicamenteuses ;

• noter l'évolution des douleurs mictionnelles ;

• surveillance de la température ;

• surveillance de l'aspect des urines (troubles, dépôts, etc.).

Point clé

• Pour tout soin infirmier, il faut penser à citer de façon exacte les modes de surveillance de son efficacité.

Les diagnostics infirmiers

« Atteinte à l'intégrité cutanée des mains » liée à des rites obsessionnels et se manifestant par des mains entamées et douloureuses

Actions infirmières :

• tenter au travers d'une relation thérapeutique de limiter le lavage des mains, par exemple en établissant avec elle un temps maximum pour le lavage. Ce temps sera contrôlé par un soignant et peu à peu réduit ;
• proposer le passage régulier d'une pommade protectrice ;
• faire constater, mais sans mots culpabilisants, l'état de ses mains et l'origine de ses lésions ;
• dispenser des encouragements chaque fois que Mlle G. décide de ne pas se laver les mains ;
• proposer à Mlle G. en période anxieuse de venir vous voir pour se détendre, au lieu d'aller directement se laver les mains.

« Incapacité partielle à se laver » liée à des troubles obsessionnels et se manifestant par une négligence de la toilette corporelle complète

Actions infirmières :

• établir avec Mlle G. un temps horaire pour sa toilette, et nommer les parties de son corps que peu à peu elle va accepter de laver. Ce contrat sera connu par l'équipe ;
• assurer une présence infirmière pendant la toilette : discrète mais ferme sur les termes du contrat défini avec elle ;
• encourager tous les progrès. Ramener le plus souvent possible, à la notion de bien-être et de santé que, procure une toilette bien faite ;
• noter toute évolution comportementale de Mlle G. face à la réalisation du contrat.

« Sentiment d'impuissance » lié à une perte de pouvoir (conséquence de sa névrose) se manifestant par un sentiment de culpabilité et de l'anxiété

Actions infirmières :

• aider Mlle G. à préciser ses besoins ;
• faciliter l'expression de ses sensations, de ses questions ;
• exprimer de l'espoir, notamment en valorisant les progrès ;
• amener Mlle G. à parler de l'exécution de ses rites et relativiser leurs poids dans ses actes quotidiens ;
• lui proposer une écoute active, une présence dans ses moments d'anxiété ;
• les contrats établis autour de la toilette et du lavage des mains seront commentés comme une prise de contrôle de Mlle G. sur sa vie, l'expression d'un pouvoir ;
• éviter toute tentative de manipulation.

Points clés

- **Le choix des actions infirmières liées aux diagnostics infirmiers découle naturellement, de l'intitulé même du diagnostic. Pour gagner du temps et procéder à un choix judicieux des actions, il suffit de cibler des actions qui vont tenter de remédier au problème et à ses manifestations.** Ainsi dans cet exemple :
  – « atteinte à l'intégrité de la peau » : nommer toutes les actions qui vont permettre de limiter les agressions, ainsi que les moyens d'y remédier (pommade, temps limité, etc.) ;
  – « incapacité partielle à se laver » : ici le problème d'incapacité n'est pas lié à des causes physiques (handicap moteur), mais à un état mental. Les actions choisies devront donc être axées sur une aide psychologique (et pas matériel) qui permettra peu à peu l'acceptation de la toilette par Mlle G. ;
  – « sentiment d'impuissance » : comme l'indique clairement l'intitulé du diagnostic, les actions devront avoir pour but de redonner à Mlle G. un sentiment de puissance, des occasions de contrôler sa vie quotidienne, de pouvoir exprimer des choix.
- Comme toujours en psychiatrie, les actions menées doivent être décrites tout en prenant en compte l'état psychologique de la patiente. On évitera les actions trop autoritaires.

QUESTION 6 – *Plan de soins pour Mlle G.*

En fonction des Instituts de formation en soins infirmiers, le plan de soins peut présenter plusieurs aspects. Nous proposons ici deux exemples.

Exemple 1

Problèmes de santé	Objectifs de soins	Actions infirmières	Évaluation des résultats
Névrose obsessionnelle.	Assurer de façon optimale la prise en charge médicamenteuse.	Application du traitement prescrit : *Lexomil*, *Valium* et *Tofranil*. anxiété et ses rites	Noter l'apparition des effets secondaires liés au traitement. Noter toute évolution de Mlle G. par rapport à son
Infection bactérienne cutanée.	Maîtriser et réduire l'infection cutanée.	Application du traitement prescrit.	Noter l'évolution des lésions. Transmettre les modes d'acceptation de ce soin par Mlle G.
Infection urinaire.	Maîtriser et réduire l'infection urinaire.	Application du traitement prescrit.	Noter l'évaluation de la régression de l'infection urinaire : brûlures mictionnelles, aspect des urines, température.
Atteinte de l'intégrité cutanée des mains.	Mlle G. prendra des mesures afin de ne pas aggraver l'état de la peau de ses mains.	Définition d'un contrat thérapeutique. Soins simples de mains Écoute active et surtout en période anxieuse.	Participation de Mlle G. aux termes de son contrat : respect des temps, état anxieux, etc.

···>>

Problèmes de santé	Objectifs de soins	Actions infirmières	Évaluation des résultats
Incapacité partielle à se laver.	Mlle G. comprendra les dangers de ne pas avoir une hygiène corporelle correcte.	Définition d'un contrat thérapeutique. Écoute active et surtout en période anxieuse. Présence infirmière à la toilette selon les termes du contrat.	Noter l'évolution de Mlle G. dans l'exécution et le respect des termes du contrat.
Sentiment d'impuissance.	Mlle G. retrouvera d'ici 1 semaine la possibilité d'émettre des choix adaptés à son état.	Renforcement positif Aide à l'expression et à la décision. Écoute active et présence.	Transmettre l'évolution de Mlle G. par rapport à une dynamique positive dans ces actes quotidiens.

Points clés

- Ce type de présentation est très rapide car il reprend, en les synthétisant, les termes du travail effectué aux questions précédentes.
- Comme il s'agit d'un plan de soins/projet de soins, il ne faut pas oublier de fixer des objectifs de santé. Ceux-ci sont écrits en regard des problèmes de santé.
- Les questions 4 et 5 ayant exposé en détail les problèmes et les actions, il ne faut absolument pas les reprendre en détail dans le plan de soins.

Exemple 2

Horaires	Soins	Réalisés par
8 h	Petit déjeuner et prise du traitement oral (*Lexomil*, *Tofranil* 10 mg, Noroxine 400).	AS + IDE
9 h	Prise des constantes et pose de la perfusion de *Valium* (assurer une surveillance de la perfusion).	IDE
10 h	Ablation de la perfusion.	IDE
10 h 30	Préparation et réalisation de la toilette en fonction des termes du contrat thérapeutique. Soins antiseptiques du dos.	IDE
12 h	Repas.	AS
Après-midi	Assurer une présence importante auprès de Mlle G. afin de repérer avec elle ses crises anxieuses, et tenter de limiter dans ces instants la pratique du rituel de lavage des mains. Essayer de proposer à Mlle G. des actions récréatives disponibles dans le service.	AS et IDE
19 h	Prise du traitement oral (*Lexomil*, Noroxine 400).	IDE
19 h 30	Repas du soir.	AS
Nuit	Contrôle de la qualité et de la quantité du sommeil de Mlle G. afin de vérifier l'efficacité des traitements anxiolytique et antidépresseur.	IDE

Points clés

- Ce type de présentation, qui s'apparente plus à une planification des soins, reprend les éléments majeurs du travail effectué aux questions 4 et 5.
- Il faut s'abstenir « d'inventer » des actions ou des activités, qui ne sont pas spécifiquement citées soit par le texte du cas concret, soit par votre travail d'analyse.

Dans les cas concrets n° 5 et 6 (pages 63 à 77), nous proposons à l'étudiant(e) deux sujets corrigés directement issus des annales du DE infirmier du CEFIEC parues aux éditions Masson. Ils sont présentés tels qu'ils apparaissent dans les annales. De plus, les corrigés sont commentés grâce à la rubrique ***Point clé****, qui propose les conseils/astuces pour répondre au mieux et indique les pièges à éviter et les dangers pour le patient.*

CAS CONCRET N° 5 • ANNALES — Sujet[9]

Présentation de la patiente et histoire de la maladie

Madame A., 76 ans, est hospitalisée depuis la veille dans le service de psychiatrie où vous êtes infirmier(e), pour un syndrome dépressif majeur.
Elle est veuve depuis 2 ans. Elle a quitté sa maison dans un village de campagnes pour s'installer dans un petit appartement à la demande de ses deux filles qui vivent dans le sud de la France. Elles souhaitaient que leur mère se rapproche des facilités du centre-ville.
L'admission s'est faite en HDT (hospitalisation à la demande d'un tiers). Le premier épisode dépressif remonte à 1970 après le décès par suicide de son père (pendaison). Le syndrome dépressif évolue depuis plusieurs années avec une aggravation sévère depuis cet été.
Vous pouvez lire dans le dossier de soins les observations infirmières suivantes : Mme A. pleure souvent, s'isole dans sa chambre, ne vient pas à la salle à manger aux heures des repas, Mme A. dit : « J'ai une boule dans la gorge, je suis anxieuse, je ne peux rien avaler… » Ses cheveux sont sales et ses vêtements ne sont pas changés depuis son entrée, elle dit à l'infirmière : « Je ne me suis pas lavée depuis 48 heures, à quoi bon, je ne vaux plus rien… », puis elle pleure.
Son traitement actuel (mis en place à l'entrée, car Mme A. n'avait pas de traitement antérieurement) :

- *Prozac* 20 mg (antidépresseur) : comprimé 2 – 0 – 0 ;
- *Xanax* 0,50 mg (anxiolytique benzodiazépine) : comprimé 0 – 0 – 1 ;
- *Imovane* 7,5 mg (hypnotique) : comprimé 0 – 0 – 1.

9. Ce cas concret n° 5 est extrait de : *Diplôme d'État d'infirmier. Cas concrets,* par le CEFIEC. Masson, Paris, 1999. Sujet de Pays-de-Loire, 1998, cas concret n° 38, page 231.

QUESTIONS

1. Citer quatre effets secondaires des antidépresseurs tricycliques (2 points).
2. L'hospitalisation à la demande d'un tiers : (3 points).
a) À quelle loi fait-elle référence ?
b) Expliquer quelle est la procédure à suivre pour que Mme A. soit hospitalisée sous ce mode (toute erreur de procédure entraîne 0).
c) Citer les autres modes d'hospitalisation en psychiatrie.
3. Définir l'anxiété et l'angoisse (2 points).
4. Définir l'état dépressif (1 point).
5. Citer les signes cliniques de l'état dépressif (2 points).
6. Mme A. présente un risque suicidaire. Relever les éléments du texte qui permettent de le justifier (1 point).
7. Sur quels éléments portera votre relation d'aide avec Mme A. ? (3 points)
8. L'analyse de la situation de Mme A. ce jour permet à l'infirmière de valider le diagnostic infirmier suivant : « incapacité à se laver et à effectuer ses soins d'hygiène » liée à une dévalorisation narcissique se manifestant par les propos de Mme A. : « Je ne me suis pas lavée depuis 48 heures à quoi bon je ne vaux plus rien... », ses pleurs, et par des données objectives : ses cheveux sont sales et ses vêtements ne sont pas changés depuis son entrée. Élaborer le plan de soins (6 points).

CAS CONCRET N° 5 • ANNALES — Corrigé[10]

Questions de compréhension-mémorisation (questions 1, 2, 3, 4, 5 et 6).
Questions d'analyse et de synthèse (questions 7 et 8).

Point clé

- Le sujet proposé demande une lecture très attentive. En effet, sa présentation est particulière ; avant de commencer la rédaction, il faut bien comprendre ce qui est demandé :
  – le rôle prescrit attaché à la prise en charge de Mme A. ne sera abordé qu'au travers des effets secondaires de son traitement ;
  – les questions de connaissance sur la pathologie sont nombreuses, il faudra donc opter pour des réponses précises et synthétiques afin de ne pas y consacrer un temps trop long ;
  – la question 7 comporte une ambiguïté dans sa formulation. Elle demande sur quels éléments portera votre relation d'aide. Il s'agit ici de citer des actions relevant du rôle propre infirmier. Et comme toutes actions de ce type elles correspondent à l'établissement de diagnostics infirmiers. Même si ceux-ci ne sont pas demandés dans cette question, il sera plus simple pour y répondre de les formuler « au brouillon », afin de ne pas oublier des éléments de la réponse attendue (cet aspect est explicité plus bas).

10. Le texte du corrigé est directement issu des corrections fournies par le CEFIEC. Il correspond donc aux exigences des correcteurs de ce cas concret.

QUESTION 1 – *Antidépresseurs tricycliques : effets secondaires*

- Sécheresse de la bouche.
- Constipation.
- Hypotension orthostatique.
- Tachycardie.
- Insomnies ou somnolence.
- Agitation.
- Levée des inhibitions.

Points clés

- La réponse doit être synthétique. Aucun commentaire n'était demandé dans la question.
- Le piège de cette question est dans l'élément de réponse attendu : « levée de l'inhibition ». S'il s'agit d'un effet thérapeutique souhaité avec un antidépresseur, cette action comporte un risque majeur de levée trop brutale et donc d'un passage à l'acte (tentative de suicide par exemple).

QUESTION 2 – *Hospitalisation à la demande d'un tiers*

a) La loi du 27 juin 1990, relative aux droits et à la protection des personnes hospitalisées en raison de troubles mentaux et à leurs conditions d'hospitalisation.

b) Hospitalisation à la demande d'un tiers :

- demande manuscrite de la personne (parents, voisins, etc.) : l'identité du malade et de la personne demandeuse est vérifiée ;
- deux certificats médicaux datés de moins de 15 jours, circonstanciés et précisant que les troubles rendent impossible le consentement. Il stipule que l'état de santé nécessite des soins immédiats assortis d'une surveillance constante en milieu hospitalier ;
- le premier certificat est rédigé par un médecin extérieur ;
- le deuxième certificat est rédigé par un autre médecin ;
- un certificat de 24 heures puis un à 15 jours, puis un tous les mois doit être rédigé ;
- faute de production d'un seul certificat, la levée de l'hospitalisation à la demande d'un tiers est acquise.

c) Autres modes d'hospitalisation en psychiatrie :

- hospitalisation libre ;
- hospitalisation d'office.

Point clé

- Il ne fallait pas justifier au point c), les autres modes d'hospitalisation, le terme employé dans la question étant « Citer... ».

QUESTION 3 – *Anxiété et angoisse : définitions*

L'anxiété peut se définir comme un état affectif qu'une personne éprouve de façon permanente et tenace. Elle a une connotation psychique. Le sujet peut parvenir à la maîtriser.
L'angoisse est une expérience paroxystique qui survient par crise. Elle est intense et a une connotation somatique. Elle est externe et visible.

Point clé

- L'apposition des deux termes à définir fournit à l'étudiant(e) des éléments pour la réponse. **Presque toujours dans ce genre de question, les deux termes à définir paraissent proches, mais sont pourtant opposables dans leur description. Ici ce sont les oppositions suivantes qui sont attendues :**

Anxiété	Angoisse
État permanent.	État par crise.
Connotation psychique.	Connotation somatique.
Peut se maîtriser.	Difficilement maîtrisable.

QUESTION 4 – *État dépressif : définition*

L'état dépressif est une perturbation de l'humeur dans le sens négatif, celui de la tristesse et de la souffrance morale.

Point clé

- En cas d'oubli de la définition littérale d'une pathologie, il vaut mieux essayer de faire un résumé des manifestations de la maladie, plutôt que de ne rien écrire.

QUESTION 5 – *État dépressif : signes cliniques*

Signes cliniques sur le plan psychique :
- humeur dépressive qui peut aller de la morosité à une intense douleur morale ;
- anxiété avec un sentiment pénible d'attente ;
- opérations de la vie mentale (attention, mémoire, imagination, raisonnement, jugement) ralenties avec un fonctionnement pénible ;
- culpabilité, dévalorisation, idées suicidaires.

Signes cliniques sur le plan somatique :
- sommeil perturbé : insomnies, perturbations quantitatives et qualitatives ;
- altération de l'appétit pouvant aller de l'anorexie à l'hyperphagie ;
- asthénie ;
- préoccupations hypocondriaques.

Signes cliniques sur le plan de la vie relationnelle :
- baisse de la libido ;
- isolement social ;

- baisse de la communication, ou alors que par des contenus négatifs ;
- contact avec autrui altéré.

Point clé

- Il est plus facile quand on demande de lister des signes cliniques, d'avoir une méthode de réflexion, plutôt que de tout lister « de mémoire ». Une méthodologie fonctionnelle est de raisonner autour de grandes familles possibles de manifestations cliniques :
  – manifestations psychiques : caractère, comportement, aptitudes, etc. ;
  – manifestations somatiques : handicaps, besoins fondamentaux, etc. ;
  – manifestations relationnelles et/ou sociales : communications, vie sociale et affective, relations, désir, etc.
  Cette façon de réfléchir pour retrouver un ensemble de manifestations cliniques permet d'être le plus exhaustif possible, d'établir des réponses claires et organisées.

QUESTION 6 – *Risque suicidaire*

- L'âge avancé de Mme A. (76 ans).
- Veuve depuis 2 ans.
- A quitté sa maison.
- Antécédents dépressifs.
- Aggravation sévère du syndrome dépressif depuis cet été.
- S'isole dans sa chambre.
- Discours : « Je ne vaux plus rien ».

Point clé

- Pas de difficulté majeure dans cette question qui ne demande qu'une lecture attentive du texte. La présentation sous forme de liste répond parfaitement aux critères de la question et évite de construire des phrases trop longues.

QUESTION 7 – *Relation d'aide*

- Établir une relation de confiance avec Mme A.
- L'entretien devra mettre en évidence le risque suicidaire par l'observation, la verbalisation, ou la non-verbalisation (réticences, mutisme, sous-entendus, allusions).
- Envisager avec la personne un inventaire de ses affaires personnelles (médicaments, objets tranchants). Agir avec tact dans le respect du droit du malade et de sa sécurité. Retirer en négociant tout objet susceptible d'être utilisé par la personne.
- Lors de l'entretien, accepter le malade dans l'expression de sa maladie :

– lui accorder du temps (par rapport à son ralentissement psychomoteur) ;
– ne pas banaliser ses propos ;
– l'aider à mettre en mots son ressenti ;
– respecter ses silences ;

– utiliser les techniques de relation d'aide (reflet de sentiment, reformulation, accusé de réception) ;
– ne pas négliger l'expression des idées suicidaires et retenir qu'il s'agit toujours d'un appel à prendre en considération. Il y a une souffrance à prendre en compte, qu'il ne faut pas minimiser.

Point clé

• Le piège de cette question est qu'elle demande de lister des actions infirmières (rôle propre), **alors qu'au préalable, la réflexion sur les diagnostics infirmiers de Mme A. n'a pas été demandée**.
L'étudiant(e), pour répondre correctement, doit mener cette réflexion afin de guider son choix dans les actions infirmières. Dans ce cas, il y a plusieurs possibilités de diagnostics infirmiers :
– risque de violence envers soi ;
– sentiment d'impuissance ;
– perte d'espoir ;
– incapacité à se laver et à effectuer ses soins d'hygiène (ce diagnostic sera traité en question 8).
Une fois ce travail fait, le choix des actions s'impose. L'ensemble des actions proposées par le correcteur répond aux trois premiers diagnostics de la liste...
Dans ce type de question, ce n'est pas perdre son temps que de commencer sa réflexion par l'identification des diagnostics infirmiers (même s'ils ne sont pas demandés). Ce travail permettra de ne rien oublier et de présenter des réponses complètes et organisées.

QUESTION 8 – *Plan de soins*

Objectifs : faire retrouver à Mme A. le plaisir d'être propre et de se sentir bien dans ses vêtements

• L'IDE propose à Mme A. un temps privilégié pour l'accompagner dans ses soins d'hygiène, donc se rend disponible à un moment convenu avec elle.
• Proposer un bain ou une douche, lui laisser le choix. Veiller à ce que la pièce soit chaude, que les produits de toilette soient à proximité ainsi que des vêtements propres (choisis par Mme A.)
• Faire en sorte que ce moment favorise la détente. Exemple : dans un bain chaud, l'aider à se détendre.
• Laisser Mme A. faire ce qu'elle peut et l'aider à faire ce qu'elle ne fait pas.
• Ne pas trop la stimuler pour éviter de la confronter à son incapacité à faire (ralentissement psychomoteur, dévalorisation narcissique), mais favoriser une relation maternante. Exemple : lui faire son shampooing.
• À l'issue du bain ou de la douche proposer un massage pour l'aider à se détendre.
• Lui proposer une mise en plis et travailler avec le miroir pour favoriser une revalorisation narcissique.
• Encourager tous ses efforts, la féliciter.
• Ne pas oublier que la toilette, bien qu'étant un soin de base indispensable, représente un temps d'échanges privilégié entre soigné et soignant.

- Ce soin peut permettre une verbalisation d'un vécu émotionnel important
- Ce soin de base peut faire médiation entre le soigné et le soignant. Par ailleurs, il permet à Mme A. de retrouver une certaine dignité humaine, ce qui est capital dans l'évolution d'un état dépressif.

Évaluations

- Mme A. est-elle propre ?
- A-t-elle du plaisir à l'être ?
- A-t-elle eu des difficultés à accepter ce soin ?
- A-t-elle verbalisé un vécu émotionnel ?
- Se sent-elle revalorisée au niveau narcissique ?
- Sourit-elle ?
- A-t-elle un discours sur elle-même ?

Points clés

- Pour tout plan de soins, il faut donner l'intitulé du diagnostic, le ou les objectifs de soins, les actions choisies et les critères d'évaluation pour l'atteinte de l'objectif.
- Comme souvent en psychiatrie, les actions choisies précisent la négociation avec le patient.
- Dans un cas concret de psychiatrie, il faut toujours penser si un acte de soin dit « technique » ne peut pas avoir également une portée dans un travail thérapeutique avec le patient. C'est le cas ici, où l'aide aux soins d'hygiène offre une excellente entrée en matière pour une relation thérapeutique avec Mme A. Cet aspect est présent dans les éléments de réponse attendus.
- La description des actions et leurs modalités d'application doivent toujours être précisées et doivent également tenir compte de l'état psychique du patient. Ici, Mme A. dépressive, ralentie, négative, ne pourra pas supporter une toilette imposée. Les actions emploient donc les termes : « laisser faire, encourager, ne pas trop stimuler, proposer… ».
- Les critères d'évaluation proposés sont cohérents avec l'objectif et les actions menées.

Sujet[11]

Monsieur O. a été admis hier soir en HL (hospitalisation libre) dans votre service (unité d'admission du CHS). Il s'agit d'une première hospitalisation en milieu spécialisé. Le diagnostic posé est : alcoolisme sur fond de personnalité névrotique. Il était accompagné de son épouse. M. O. est âgé de 45 ans. Il mesure 1,84 m et pèse 65 kg. Il présente un visage érythrosique et vultueux, des conjonctives injectées de sang, une érythrose palmaire. Il s'exprime à voix basse, de manière peu assurée. Sa démarche est hésitante. L'entretien d'accueil a permis de recueillir les données suivantes.

Antécédents familiaux et histoire de la maladie

Son père, alcoolique, est décédé à 50 ans. Sa mère est décédée à 59 ans d'un cancer généralisé. Son frère aîné (M. O. est le deuxième d'une fratrie de quatre) boit périodiquement. M. O. a lui-même commencé à s'alcooliser après son service militaire. Il jouait alors régulièrement au football, sortait le samedi soir avec des copains, c'est d'ailleurs lors de ces sorties qu'il buvait. Après son mariage et l'arrêt du football, il a augmenté sa consommation d'alcool. Le décès de sa mère n'a fait, dit-il, « qu'empirer les choses ». M. O. travaille comme intérimaire chez un ferrailleur (il a un CAP de soudeur), mais il est actuellement menacé de licenciement. Cependant, il se dit courageux et pense retrouver facilement un autre emploi. Il a deux enfants (deux filles âgées de 14 et 10 ans). Il décrit sa femme comme autoritaire, déterminée.

Antécédents médicaux

En juillet 1996 : fracture du nez suite à un accident de voiture en état d'ivresse (qui a entraîné un retrait du permis de conduire).
En septembre 1996 : coma éthylique (hospitalisation en hôpital général) : M. O. avait bu un litre de whisky à jeun.

Par ailleurs :
- perte de poids importante ces cinq dernières années (environ 20 kg) ;
- hypertension artérielle équilibrée (M. O. est suivi par un cardiologue) ;
- état anxieux traité depuis 1992 par *Séresta* et *Xanax* (anxiolytiques benzodiazépines) prescrit par un médecin généraliste. Sur les conseils de ce dernier, M. O. a consulté un médecin du CHAA (Centre d'hygiène alimentaire et d'alcoologie) qui l'a adressé au CHS.

Lors de l'entretien d'accueil, M. O. se confie assez librement. Il parle de ses difficultés avec sa femme : « C'est elle qui gère tout, qui s'occupe de tout à la maison. C'est d'ailleurs elle qui est propriétaire de la maison. Elle garde tout l'argent de peur que j'aille le boire. »

11. Ce cas concret n° 6 est extrait du *Diplôme d'État d'infirmier. Cas concrets*, par le CEFIEC. Masson, Paris, 1998. Sujet de Bretagne, 1997, sujet n° 8, cas concret n° 2, page 61.

Il se dévalorise par rapport à elle, surtout sur le plan professionnel (sa femme est enseignante dans un lycée technique). Il pense par moments qu'elle le trompe, il se sent épié par son entourage. Il évoque enfin l'absence de relations sexuelles depuis plusieurs mois. Quant à son alcoolisation, il boit seul, de façon intermittente, uniquement des alcools forts, il parle de « pulsions, d'envies irrésistibles. ». Il a même des « idées de suicide, à ces moments-là ».

Sa femme ajoute : « Ce n'est pas une maladie, c'est un manque de volonté. Angoissé de quoi ? On a tout, je m'occupe de tout, c'est comme si j'avais trois enfants à la maison. »

Vous prenez votre service ce matin à 7 h.

Vous consultez le dossier de soins de M. O. L'interne a prescrit :

- *Briem* 10 mg : 1-0-0 (traitement de l'hypertension, inhibiteur d'enzyme de conversion) ;
- *Terneurine* : 2-2-2 (vitamines) ;
- *Séresta* 50 mg : 1/2-0-1 (anxiolytique benzodiazépine).

L'examen clinique a mis en évidence une diminution des réflexes achilléens, une légère hépatomégalie et des traces de griffures au niveau de l'abdomen (tentative de suicide… ?). L'équipe de nuit a signalé une insomnie.

Vous passez voir M. O. vers 7 h 30. Il est assis sur le bord du lit, pâle, en sueurs, il tremble, il appelle sa femme ; il cherche à saisir sa couverture, il manifeste une grande agitation et une irritabilité face à vos questions.

Prise des constantes :

- T° : 37,8 °C ;
- TA : 16/10 ;
- Pouls : 110.

Vous notez par ailleurs une sécheresse buccale.

L'interne modifie le traitement :

- *Briem* 10 mg : 1-0-0 ;
- *Équanil* 400 mg : 2 comprimés toutes les 6 heures (anxiolytique myorelaxant) ;
- *Terneurine :* 2-2-2 ;
- perfusion : 2 litres de iono K/24 h + hydratation *per os*.

Bilan standard :

- NFS, VS ;
- iono, transaminases, gamma-GT ;
- phosphatases alcalines ;
- cholestérol, triglycérides, lipides ;
- protides totaux ;
- iono sanguin de contrôle dans 8 heures.

QUESTIONS

1. Citer les problèmes et/ou risques du patient (10 points). Argumenter la priorité que vous leur accordez.
2. Citer les actions relevant de votre rôle propre et de votre rôle sur prescription en rapport avec les problèmes et/ou risques identifiés (10 points).

CAS CONCRET N° 6 • ANNALES Corrigé[12]

Les questions de compréhension-mémorisation et les questions d'analyse et de synthèse ne sont pas distinguées de façon formelle. Elles se répartissent dans l'ensemble des deux questions du sujet.

Points clés

- La principale difficulté de ce cas concret provient du fait que les éléments de réponse doivent se répartir de façon globale au sein de deux questions seulement. Il faut pour cela que l'étudiant(e) ait une vision très complète de la situation de M. O.
- L'énoncé de même ne distingue pas les **problèmes médicaux des diagnostics infirmiers.** Attention ! Pour répondre à ce genre de cas concret, **l'étudiant(e) ne doit pas faire l'impasse sur cette réflexion !** C'est une fois ce travail fait qu'il pourra réunir ses éléments de réponse au sein des deux questions.

QUESTION 1 – *Problèmes et/ou risques du patient*

Problèmes et/ou risques du patient	Priorité
Complications dues au sevrage alcoolique.	Problème traité en priorité car risque d'évolution vers le delirium tremens, l'encéphalopathie, la démence, le coma, la mort : ce patient a déjà fait un coma éthylique.
Anxiété. Risque suicidaire.	Pronostic vital en jeu car risque de passage à l'acte compte tenu de antécédents (TS) et pouvant être majoré par le sevrage (anxiogène).
Troubles du sommeil.	Problème important car risque de majoration de l'anxiété, de la fatigabilité, de la confusion, de l'agitation, de la désorientation.
Altération de l'état nutritionnel.	Perte de poids importante mais progressive due sans doute à une mauvaise hygiène alimentaire.
Difficulté à se maintenir en état de santé.	C'est un alcoolisme ancien mais toujours d'actualité, qui, de plus, présente aujourd'hui une phase aiguë (1re hospitalisation en milieu psychiatrique + pré-DT), avec des répercussions physiques et psychologiques.
Perturbation de la dynamique familiale.	C'est un problème à traiter à moyen, voire long terme, avec la collaboration du patient et de son épouse. Ce problème peut être considéré comme facteur majorant l'alcoolisation de M. O : (problématique conjugale).

12. Le texte du corrigé est directement issu des corrections fournies par le CEFIEC. Il correspond donc aux exigences des correcteurs de ce cas concret.

Points clés

- Chaque fois que les questions demandent une présentation aussi synthétique du patient, l'étudiant(e) doit penser à une présentation sous forme de tableaux.
- La réponse demandait à faire un travail en deux temps : d'abord nommer les problèmes, puis, ensuite, les argumenter en fonction de leur priorité.
- L'identification des problèmes se fait par la lecture attentive des données.
- L'argumentation des priorités se fait également par la lecture des données mais aussi en mobilisant les connaissances sur l'alcoolisme et ses risques d'évolution (cet élément s'associe à des questions de mémorisation-compréhension).
- Le piège majeur de cette question est son énoncé très « généraliste » : « Citer les problèmes et/ou risques… ». L'étudiant(e) ne doit pas s'y tromper, les éléments attendus pour la réponse sont bien :
  – des problèmes liés au rôle prescrit infirmier (problèmes médicaux) ;
  – des problèmes liés au rôle propre : diagnostics infirmiers ;
  – des précisions sur leur réalité ou leur probabilité ; comme pour un énoncé plus traditionnel de question. C'est seulement après avoir mené cette réflexion que l'on peut répondre à la question.
- **Comment identifier les problèmes et/ou risques ?** Cette identification se fait par une lecture attentive du texte :
  – complications dues au sevrage alcoolique : tous les éléments du pré-delirium tremens sont cités dans l'énoncé : « état alcoolique ancien, pâle, en sueurs, tremblements, confusion, agitation, coma éthylique connu, etc. » ;
  – anxiété et risque suicidaire : tous les éléments sont cités dans l'énoncé : « personnalité névrotique, état anxieux traité depuis 1992, idées de suicide, pulsions irrésistibles, griffures sur l'abdomen, etc. » ;
  – troubles du sommeil : tous les éléments sont cités dans l'énoncé : « une nuit d'insomnie, anxiété, etc. » ;
  – altération de l'état nutritionnel : tous les éléments sont cités dans l'énoncé : « perte de poids importante de 20 kg » ;
  – difficulté à se maintenir en état de santé : tous les éléments sont cités dans l'énoncé : « alcoolisation depuis le service militaire, de nombreux épisodes liés à cet état (accident de voiture, coma,…), emploi non stable, etc. » ;
  – perturbation de la dynamique familiale : tous les éléments sont cités dans l'énoncé : « dévalorisation par rapport à sa femme, ne s'occupe de rien à la maison, associé à un troisième enfant par sa femme, pas de relations sexuelles, perte de pouvoir familial, etc. ».
  Ce travail fait pour l'identification des problèmes et/ou risques, l'argumentation pour leur priorité découle naturellement des éléments relevés. Il n'y a donc pas un deuxième travail d'analyse et de synthèse à mener. La classification se fait sur la base de l'urgence vitale et, ensuite, sur les problèmes à plus ou moins long terme.
- « Complications dues au sevrage alcoolique » = problème lié au rôle prescrit.
- « Anxiété, risque suicidaire, troubles du sommeil, altération de l'état nutritionnel, difficulté à se maintenir en état de santé, perturbation de la dynamique familiale » = diagnostics infirmiers. La réponse telle qu'elle est présentée par les annales du DE infirmier peut également se concevoir différemment. Si l'étudiant(e) choisit de remplacer « risque suicidaire » par « risque de violence envers soi… » ou « troubles du sommeil » par « perturbations des habitudes de sommeil », cela est tout à fait valide.

QUESTION 2 – *Actions relevant du rôle propre en rapport avec les problèmes identifiées*

Les corrigés tels qu'ils sont proposés font appel en même temps à un travail de mémorisation-compréhension et d'analyse et de synthèse. L'étudiant(e) ne doit pas se laisser perturber par ce type de présentation. Il s'agit en fait pour lui de mener une rédaction habituelle, telle que nous l'avons vue dans les autres cas concrets.

Problèmes et/ou risques identifiés	Actions infirmières
Complications dues au sevrage alcoolique.	Rassurer. Expliquer la nécessité du traitement. Hydrater *per os*. Varier les boissons : eau, sirop, café, potage. Mettre à disposition un pichet, un verre. Solliciter, encourager à boire. Mettre en place la perfusion iono K : 2 L/24 h: 8 h/20 h et 20 h/8 h. Débit : 28 gouttes/min. Surveiller le point d'injection : rougeur, lymphangite, perméabilité de la veine, œdème du bras. Étanchéité du pansement. Contrôler l'efficacité de l'hydratation : pli cutané, état des muqueuses. Prise des constantes : TA, pouls, T°. Mettre en place le traitement *per os* : – *Équanil* 400 mg : 8 h, 14 h, 20 h et 2 h ; – *Briem* IEC : 8 h. Surveiller : la bonne prise, l'efficacité, l'apparition d'éventuels effets secondaires, qui sont : – pour l'*Équanil* : somnolence diurne, nausées, vomissements, diarrhées, céphalées, vertiges, allergies cutanées ; – pour le *Briem* : vertiges, nausées, troubles du transit, céphalées, toux, œdème de la face, asthénie. Surveiller l'évolution du pré-DT. Tremblements, agitation, sudation, conscience (confusion, désorientation, ect.). Se présenter. Expliquer les soins. Présenter les lieux, les différents intervenants. Prévoir la contention si besoin (risque de chute). Réaliser le bilan sanguin (8 h). Ionogramme de contrôle (16 h). Prévenir l'interne. L'informer des résultats.

Points clés

- La présentation sous forme de tableau est privilégiée. Elle permet à l'étudiant(e) de proposer une présentation plus synthétique.
- La réponse proposée par les annales du DE infirmier choisit une présentation groupée des éléments de réponse : rôle propre et rôle prescrit. Une présentation telle que nous l'avons vue dans les autres cas concrets aurait été tout aussi valide.

Par exemple au lieu de citer les traitements médicamenteux tels qu'ils sont proposés par le corrigé (intégrés au tableau), l'étudiant(e) peut choisir une présentation plus rationnelle du type vu précédemment.

Traitement	Famille	Effets attendus	Mode	Effets indésirables

- **Le plus important est de bien repérer, par rapport au problème identifié, les éléments indispensables pour la réponse en ce qui concerne les actions infirmières :**
  – l'information et les explications faites au patient sont citées ;
  – les actes techniques infirmiers sont explicités : dans ce cas, la perfusion est décrite (pansement, surveillance, débit, etc.) ;
  – tous les traitements médicamenteux sont expliqués : dose, répartition, effets secondaires, surveillance ;
  – les risques d'évolution sont cités : la surveillance d'une évolution possible vers le delirium tremens ;
  – les prescriptions de soins sont planifiées : iono et bilan sanguin programmé ;
  – les surveillances permettant de contrôler l'efficacité des soins sont citées : surveillance de l'hydratation ;
  – la surveillance des constantes n'est pas oubliée.

Tous ces éléments sont ceux cités dans les « bons réflexes » du guide méthodologique, pages 5 à 13.

Problèmes et/ou risques identifiés	Actions infirmières
Anxiété. Risque suicidaire.	Mettre en pyjama. Chambre seule. Fenêtre fermée, porte ouverte. Lumière douce. Surveiller toutes les heures. Expliquer notre passage. Créer un climat de confiance. Avoir une attitude empathique. La relation d'aide facilitera l'expression de l'anxiété en évitant le passage à l'acte. Éloigner les objets dangereux : couteau, ceinture, médicaments.
Troubles du sommeil.	Évaluer la nature des troubles : endormissement, réveil précoce, qualité, anxiété majorée par l'hospitalisation. Veiller au confort : draps bien tirés, oreiller, arceau pour éviter le poids de la couverture (polynévrites). Connaître ses habitudes de sommeil, atmosphère calme, petite lumière. Rassurer, lui permettre de verbaliser l'angoisse. Prévoir tisane, chocolat..., relaxation. Éviter de le réveiller trop souvent lors des rondes.
Altération de l'état nutritionnel.	Chercher avec le patient les causes éventuelles de cette perte de poids. Se renseigner auprès de M. O. et de sa famille, sur ses goûts alimentaires, ses habitudes. Contacter la diététicienne pour un rééquilibrage de l'alimentation de M. O. : exemples = collations, régime. Préparer le plateau en insistant sur sa présentation.

Problèmes et/ou risques identifiés	Actions infirmières
	Accompagner M. O. lors des repas, l'encourager à se nourrir. Faire une feuille de contrôle : entrées, sorties (surveillance de l'élimination intestinale + urinaire). Peser régulièrement M. O. (1 fois par semaine). Noter sur feuille de surveillance. Favoriser une bonne hygiène bucco-dentaire (après chaque repas). Faire une glycémie capillaire sur prescription ou en lien avec un protocole. Administrer le traitement prescrit : vitamines B1, B6, B12 et surveiller : – la prise ; – l'efficacité ; – l'apparition d'éventuels effets secondaires (choc thiaminique, allergies cutanées). Élaborer un plan d'éducation hygiéno-diététique avec l'ensemble de l'équipe.
Difficulté à se maintenir en état de santé.	Aider, permettre au patient de s'auto-évaluer lors des entretiens thérapeutiques : comment il se perçoit, comment il pense être perçu par les autres, réfléchir sur les notions de santé, d'autodépréciation (fondée ou non). Réassurer : attitude d'écoute bienveillante, reformulation. Faciliter la verbalisation de M. O. quant à ses rapports vis-à-vis de l'alcool, ce qu'il pense y chercher. L'informer sur les risques physiques, psychologiques liés à la prise d'alcool. Le renseigner sur les possibilités de thérapies du service, par exemple : contrat de soins, entretiens individuels, groupe de parole, activités Plus tard : associations d'anciens buveurs, suivi ambulatoire.
Perturbation de la dynamique familiale.	Prévoir des entretiens avec son épouse. Donner à chacun la possibilité de s'exprimer sur sa vie de couple (conflit conjugal, sexualité). Favoriser lors des entretiens une prise de conscience chez Mme O. vis-à-vis de l'alcoolisme : – sensibiliser Mme O. à la maladie alcoolique ; – sensibiliser Mme O. à l'alcool en tant que « tremplin » (besoin de communication, réassurance), en tant que « plongeon » suicidaire (mal-être, dévalorisation, culpabilité). Appréhender l'alcoolisme de M. O. comme un trouble du comportement et non comme un simple manque de volonté. Voir avec l'équipe pluridisciplinaire l'intérêt de proposer au couple une thérapie familiale, un suivi par un sexologue, ceci lors des réunions de synthèse.

Points clés

- Dans la présentation proposée par les annales du DE infirmier sont à nouveau privilégiés la présentation sous forme de tableau ainsi que le regroupement des actions rôle propre et rôle prescrit. Cet artifice de présentation est valide dans le cas présent puisqu'à aucun moment les problèmes cités n'ont été présentés sous le vocable « diagnostic infirmiers ».

- L'étudiant(e) aurait toutefois pu choisir une présentation différente, par exemple en ne gardant que des actions du rôle propre infirmiers.
  Ce choix impose alors de notifier l'application du traitement vitaminique B1, B6 et B12 dans un registre lié au rôle infirmier sur prescription.
- La présentation des réponses pour cette question 2, en ce qui concerne les diagnostics infirmiers choisis (« anxiété », « risque suicidaire », « troubles du sommeil », « altération de l'état nutritionnel », « difficulté à se maintenir en état de santé » et « perturbation de la dynamique familiale ») et le problème lié au rôle prescrit (« complications dues au sevrage éthylique »), peut se faire sous une forme vue plus haut dans cet ouvrage, par exemple :

Problèmes de santé de soins	**Objectifs infirmières**	**Actions des résultats**	**Évaluation**
Complications dues au sevrage éthylique.			
Anxiété, risque suicidaire.			
Troubles du sommeil.			
Etc.			

- Dans ce cas toutefois, il ne faut pas perdre de temps pour rédiger les objectifs de soins puisqu'ils ne sont pas demandés.
- **Comment effectuer le choix des actions liées au rôle propre infirmier ?**
  – Elles ont toutes pour but de lutter contre les effets du problème posé : **exemple : altération de l'état nutritionnel : moyens pour favoriser l'alimentation.**
  – Elles comportent toujours le libre choix et l'analyse faite par le patient lui-même : **exemple : se renseigner auprès de M. O., sur ses goûts alimentaires.**
  – Elles donnent toujours les moyens de connaître la réalité des troubles constatés : **exemple : évaluer la nature des troubles du sommeil, donner à chacun la possibilité de s'exprimer sur sa vie de couple.**
  – Elles proposent toujours les éléments d'évaluation de l'efficacité des actions menées : **exemple : faire une feuille de contrôle des entrées et sorties.**
  – Dans la mesure du possible, elles font appel à un travail d'équipe : **exemple : équipe pluridisciplinaire.**
  – Les actions citent toujours les actes liés à l'entretien et aux gestes de la vie quotidienne : **exemple : favoriser une bonne hygiène bucco-dentaire.**
  – Les actions tournées vers l'aide psychologique, les rapports sociaux ou familiaux, sont toujours envisagées : **exemple : prévoir des entretiens avec son épouse.**

Photocomposition : Nord Compo
59650 Villeneuve d'Ascq

583179-(I)-(1,6)-CSB-P-135°-NCOMP

MASSON Éditeur
120, bd Saint-Germain
75280 Paris Cedex 6
Dépôt légal : mars 2003

Achevé d'imprimer sur les presses de la
SNEL S.A.
rue Saint-Vincent 12 – B-4020 Liège
tél. 32(0)4 344 65 60 - fax 32(0)4 343 77 50
février 2003 — 27933

Imprimé en Belgique